おいしく食べよう一笑涯！

笑えるおくちの筋トレ

一般社団法人グッドネイバーズカンパニー考案
代表　清水 愛子（医師）

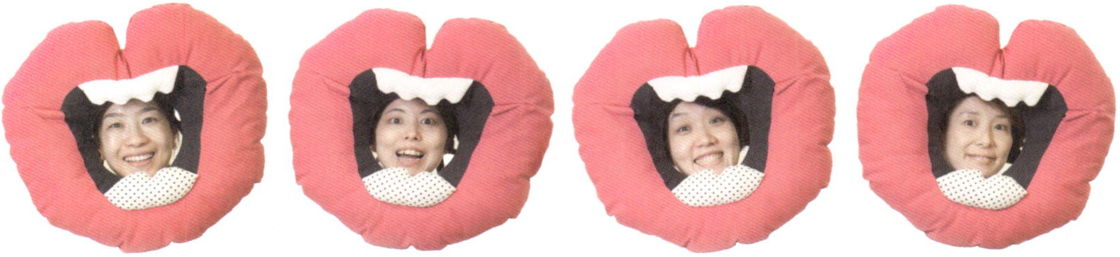

女子栄養大学出版部

目次

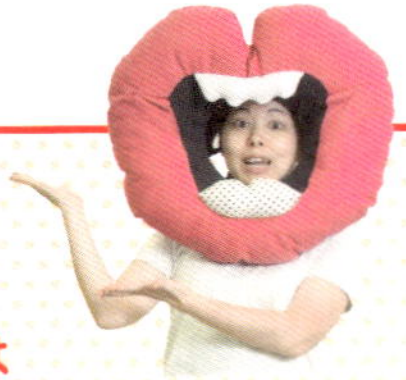

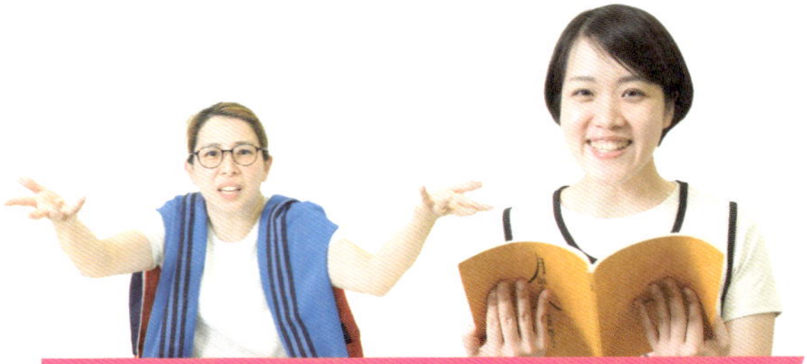

カテゴリ1

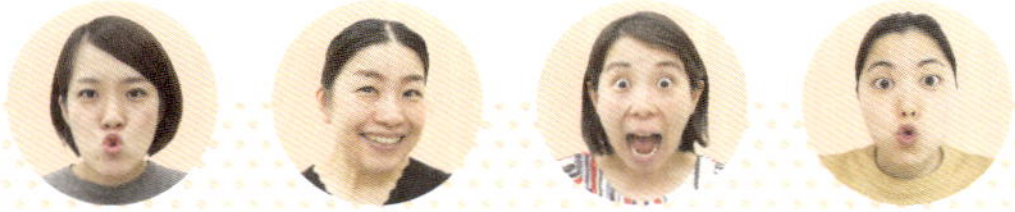

カテゴリ2

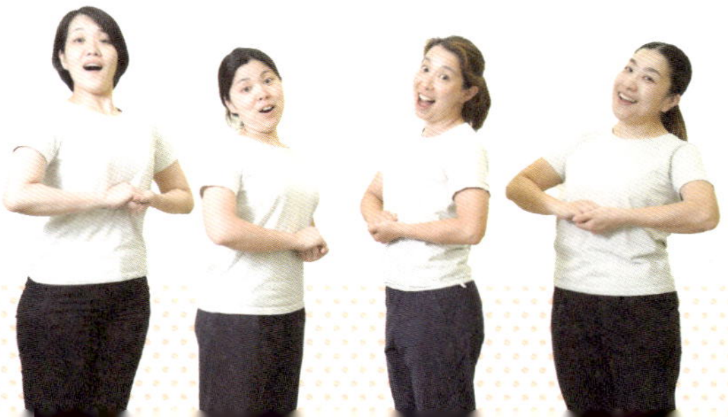

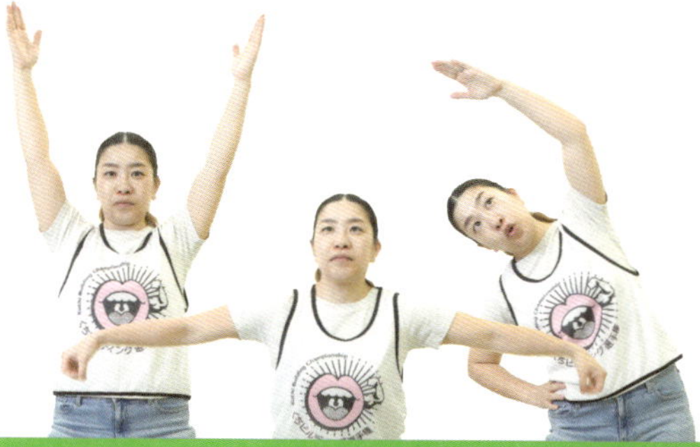

カテゴリ3

「からだ」をととのえる p.75

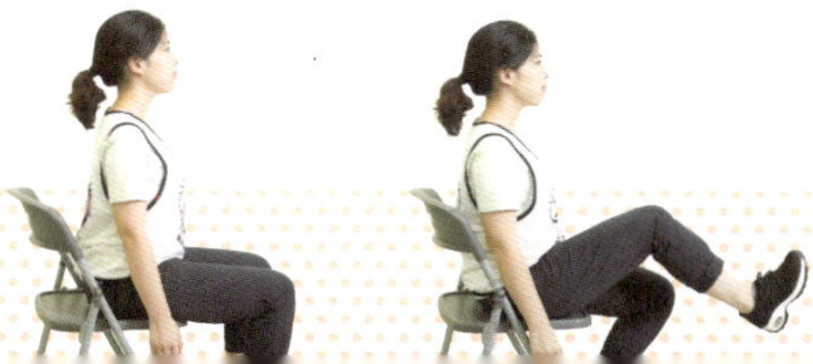

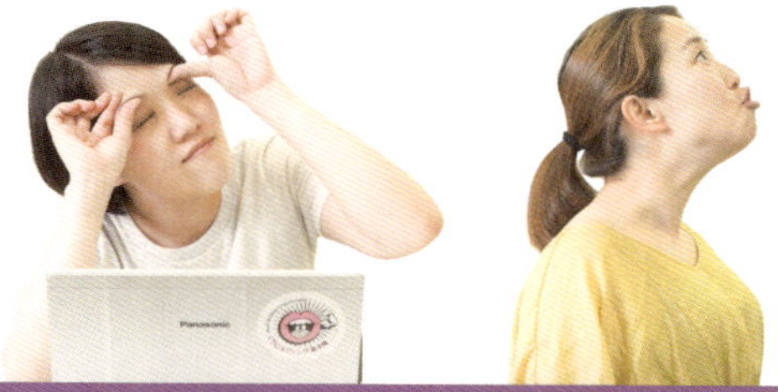

カテゴリ4

「えがお」をみがく p.111

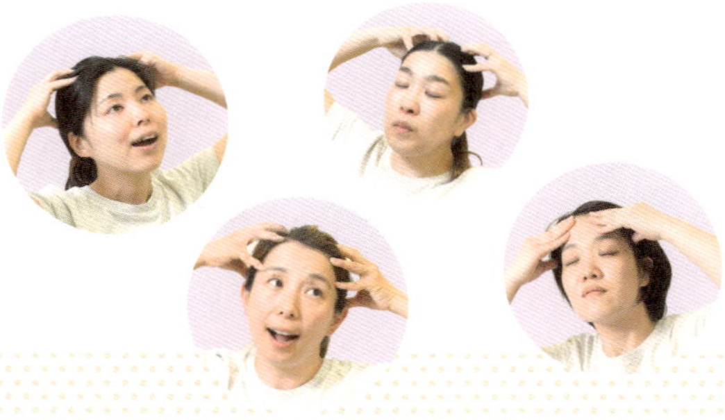

はじめに

はじめまして、グッドネイバーズカンパニー（GNC）代表の清水愛子です。

私たちは、楽しくておもしろくて思わず笑いがこみあげてきてしまう遊び心満載のオーラルフレイル予防プログラムを開発し、日本全国のシニア世代の皆さんや、医療従事者の方、自治体の方にむけて紹介する活動をしています。

本書は、「プレイフルケア®」という私たちが大切にしている考え方をもとに開発した「くちビルディング選手権®」や「まいにち、くちビル」というオーラルフレイル予防プログラムの中から、全国各地の仲間やアドバイザーの先生方と培ってきた爆笑・失笑まちがいなし、かつ効果的な内容をまとめたものです。

普段、医療や介護の現場で働いている私たちですが、正しい医療情報や予防方法をそのまま伝えるだけでは実行に移してくれる人は一握りです。ところが、楽しいエピソードや、遊び心がくすぐられるようなおもしろいやり方で伝えると、たくさんの方が興味を持ちはじめ、笑顔になり、そして具体的な行動につなげてくれるということを経験してきました。

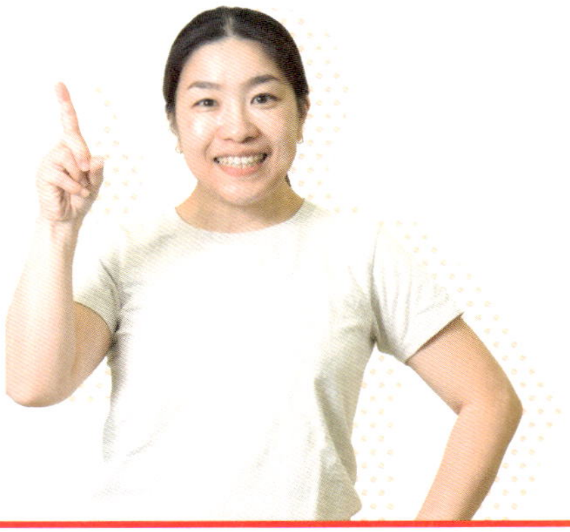

「くちビルディング選手権®」

「くちビルディング選手権®」は、老若男女が「食べる力」を使って楽しく本気で競い合う新感覚のスポーツ競技大会です。オーラルフレイル予防に効果的な動作からなるスポーツ競技の数々は、参加することで「食べる力」「笑う力」「集う力」がひき出されます。これまで全国約100か所で開催され、延べ3500人が参加しました（p.124-125）。

そこで、医療的な「正しさ」と、遊び心やおもしろがる心を揺さぶる「楽しさ」とを融合したケアの在り方を「プレイフルケア®」と名づけ、全国各地で食べる力を楽しく鍛える方法を紹介してきたところ、たくさんの地域で反響をいただきました。食べる時に使っている筋肉の一部は、笑う時に使っている筋肉でもあります。また、食べることとは、家族や友人とあつまり、おしゃべりをして、おいしいものを味わい、楽しい時間をわかちあうことでもあります。

生涯、使い続けたい大切な食べる力だからこそ、ハードな筋トレではなく、楽しく鍛えなければ続きませんよね？この本のプログラムを始めてみると口まわりだけでなく、顔全体や、気持ちまでほぐれて、明るく笑顔になること間違いなしです！楽しさや笑いにこだわる「プレイフルケア®」のエッセンスを、４人のメンバーがこの本に全力で詰め込みました。さぁ、私たちと一緒に始めましょう！

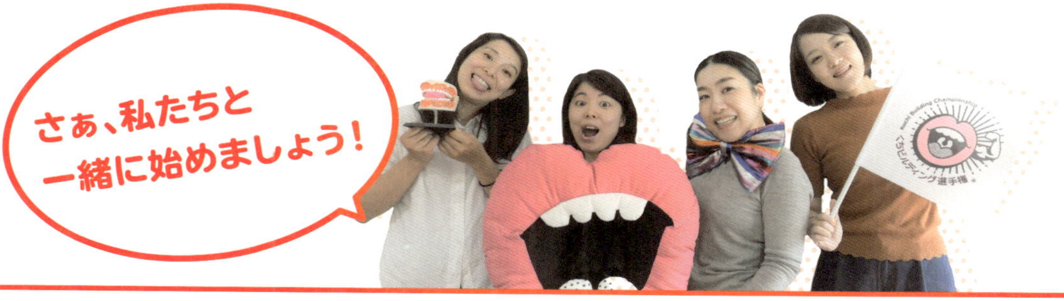

「まいにち、くちビル」

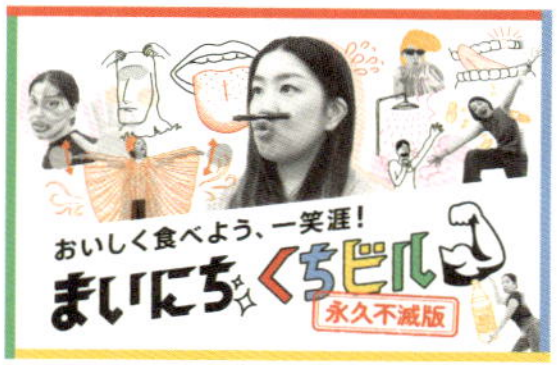

自宅でも、少人数の集いの場でも簡単にオーラルフレイル予防ができる日めくり型のプログラム集として、2020年8月のコロナ禍に誕生したのが「まいにち、くちビル」です。毎日笑えて、気軽に取り組むことができる内容は、全国各地で思いもよらない展開を広げ、本書の原型となりました。

摂食嚥下《えんげ》とは

日本人の平均寿命は男女ともに80歳を超え、「超高齢社会」「人生100年時代」なんて言葉があちらこちらから聞こえてきます。「自分も元気に長生きしたいな」と考えた時、多くの人が漠然と「自分の足で最後まで歩きたい」「最後まで口からご飯を食べたい」と考えているのではないでしょうか。では、「口からご飯を食べる（摂食嚥下）」とは、いったいどんな身体活動なのでしょうか？摂食嚥下機能は、食べ物や飲み物を口に入れてから胃に届くまでの5つのステップで説明ができます。

ステップ1　認知期（気づく・食べたいと思う）

食べ物を見たり、匂いを感じたりして、「食べ物がある」「食べたい！」と**気づく段階です**。

ステップ2　準備期（口の中での準備）

口に入れた**食べ物を噛んで飲み込みやすい形にします**。歯でしっかり噛み、唾液（つば）と混ぜて、食べ物をやわらかくしたり丸めたりします。

ステップ3　口腔《こうくう》期（飲み込む準備）

食べ物が飲み込みやすい形になったら、**ベロを使って食べ物をのどの方に送ります**。ベロがまるでエスカレーターのように働いて、食べ物を奥に運ぶ動きです。

ステップ4　咽頭《いんとう》期（のどの通過）

食べ物がのどを通り、**食道に向かう段階です**。この時、食べ物が気管（息をする通り道）に入らないように、のどの中で「フタ」の役割をする部分が自動で閉じます。

ステップ5　食道期（胃への移動）

最後に、**食べ物が食道という管を通って胃に運ばれます**。この動きは自動で行われ、特に意識する必要はありません。p.42の「飲み込みません噛むまでは」ではこのステップを表しています。

胃に届くまでの5つのステップ

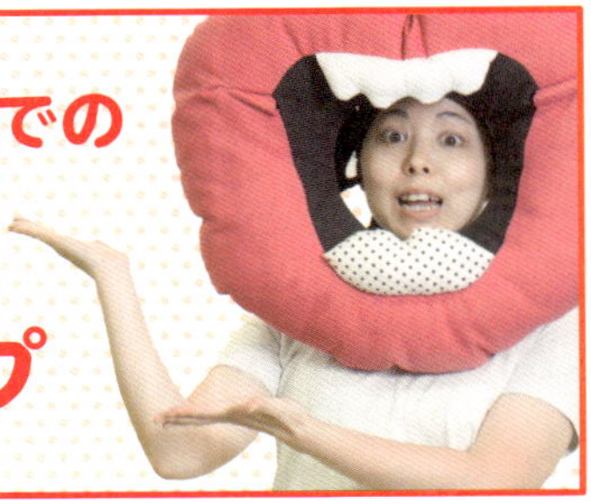

これらのどの段階でも問題が起きると、飲み込みにくくなったり、むせたり、食べ物が詰まったりする原因になります。

口が衰えるってどういうこと？

オーラルフレイルって？

「口の機能が衰える」「嚥下障害」と聞くと、高齢者や寝たきりの人に起こること、と考える方も多いかもしれません。しかし、実は、嚥下障害の始まりである口の機能の低下は、なんと40代から始まると言われています。この口の機能が少しずつ衰え始めている状態のことを、「オーラルフレイル」と呼びます。オーラルフレイルは早期に気づけば改善できる可能性が高いのが特徴です。対策をしないで放置すると、気づいた時にはドミノ倒しのように進行していきます。結果として、しっかりと食べられないことによる低栄養などから、全身状態の悪化につながる可能性もあります。この段階になると、専門的な治療やリハビリが必要な状態になってしまいます。しかし、早期発見が難しく、気がついたら食べられなくなっていた、歩けなくなっていた、ということもしばしば。オーラルフレイルは、自分の状態にいちはやく気づき、予防することが大事です。セルフチェック表で自分の状態を確認してみましょう。はやく対策を打つことで元の健常な状態に戻る可能性があります。

オーラルフレイルセルフチェック表

質　問	該　当	非該当
自身の歯は、何本ありますか？ さし歯や金属をかぶせた歯は、自分の歯として数えます。 インプラントは、自分の歯として数えません。	0〜19本	20本以上
半年前と比べて固いものが食べにくくなりましたか？	はい	いいえ
お茶や汁物等でむせることがありますか？	はい	いいえ
口の渇きが気になりますか？	はい	いいえ
普段の会話で、言葉をはっきりと発音できないことがありますか？	はい	いいえ
5つの項目のうち、「該当」が2つ以上あるとオーラルフレイルです。		

表：オーラルフレイルに関する3学会合同ステートメント（2024）より引用

参考文献：「歯科診療所におけるオーラルフレイル対応マニュアル 2019年版」、オーラルフレイルに関する3学会合同ステートメント（2024）

生涯、口からおいしく食べるために

「パタカラ体操」や「ベロの筋力トレーニング」など、口の機能を維持するためのプログラムはたくさんあり、様々な書籍などで紹介されています。どれも効果が高く、治療に有効なものばかりです。しかし「自宅でやってみよう」と思えるものばかりではありません。

本書では「楽しいから何度もやってみたい」と思っていただけるプログラムを集め、独自の**4つのカテゴリ**に分けてご紹介しています。介護やリハビリの場面だけで行われるプログラムではなく、ご自身がご自身のために行うセルフケアの一つとして、楽しいお口のトレーニングを取り入れていただきたいと思っています。笑って鍛えるお口のトレーニングで、口から始まる健康生活を目指しましょう！

参考文献:「歯科診療所におけるオーラルフレイル対応マニュアル 2019年版」、オーラルフレイルに関する3学会合同ステートメント(2024)

4つのカテゴリ

「くち」をうごかす p.9～	「こえ」をだす p.47～	「からだ」をととのえる p.75～	「えがお」をみがく p.111～
頬やベロ、唇の筋肉を鍛える	滑舌《かつぜつ》、発声などの表現力を磨く	飲み込みに関係する身体機能や、呼吸、栄養を見直す	顔や首まわりの表情筋を動かして美しくなる

QRコード付きのプログラムについて

プログラム名の横などにQRコードがある場合は、動画で補足情報を解説しています。ぜひ動画とともにお楽しみください！

※通信費用はお客様のご負担となります。予告なく動画配信を停止する場合があります。

No.1〜16

「くち」をうごかす

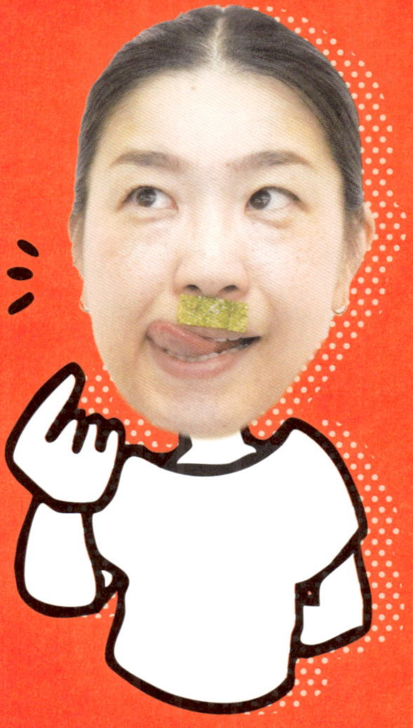

ポイント解説者
清水 愛子（医師）

「くち」をうごかす

01 | くちぱく宣言

**発声せずに、口を大きく動かします。
「く」「ち」「ぱ」「く」の音に合わせて、
顔を大きく動かして、表情のストレッチ**

1

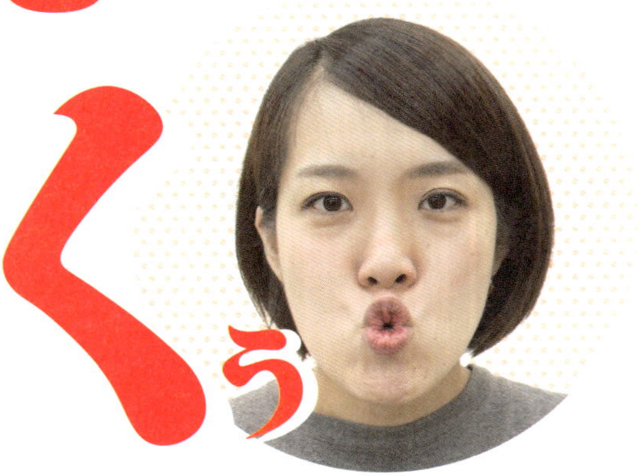

2

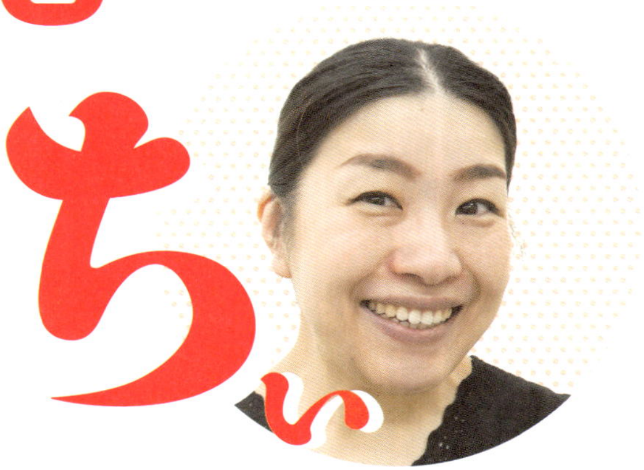

効果

飲み込む力をつける
口・ベロの動きをスムーズにする
表情が豊かになる
顔まわりがすっきりする

準備するもの

なし

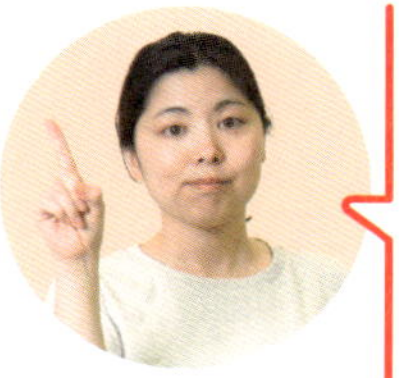

楽しむコツ

仲間と一緒にやってもOK！
テーマを決めて、クイズ形式で宣言してみよう
テーマ例：「今日の朝ごはん」

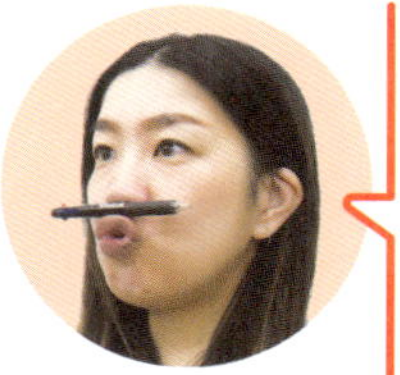

「く」の音の時は、ペンが乗るくらい唇を前に出すよ！「タコちゅ〜ダンベル」(p.14)を参考にしよう

3

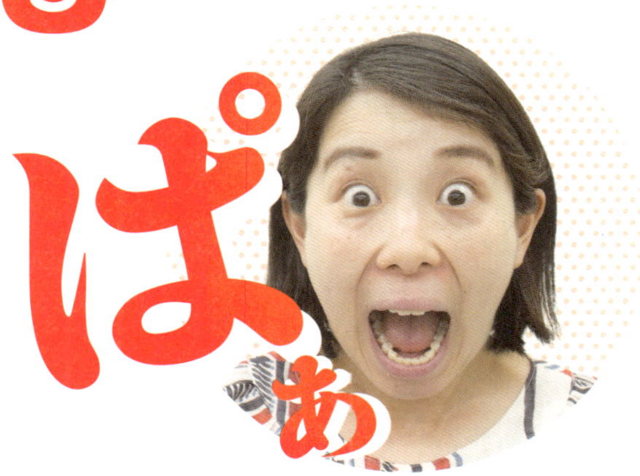

4

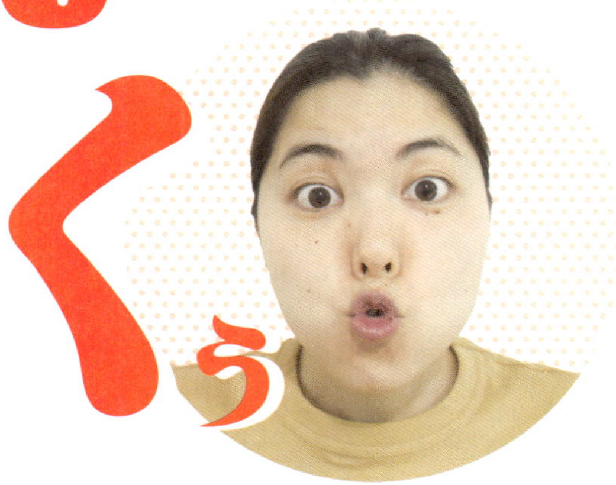

母音の形で3秒キープしてみよう!!

ポイント

少し大袈裟に「人に見られたらちょっと恥ずかしいかも」と思うくらい動かすのがポイント。唇だけじゃなく、目も鼻も頬も、表情全部で「く」「ち」「ぱ」「く」の音を表現してみましょう。鏡を見ながら行うと、表情の動きが分かりやすくなります。＊あごが痛かったり、はずれた経験がある人は行わないでください。

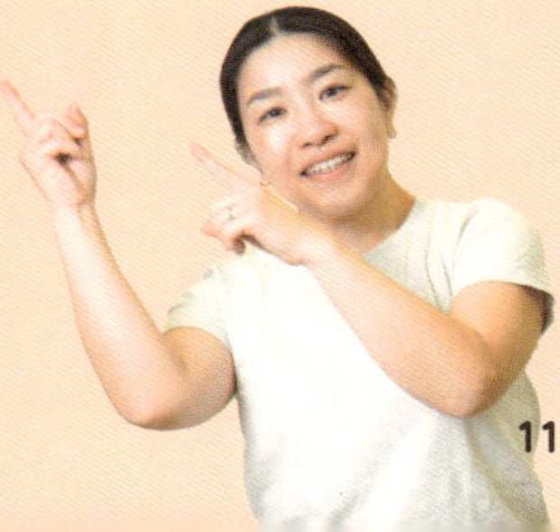

「くち」をうごかす

02 | 黒ひげペロリ

黒ひげに見立てた味海苔を鼻の下に貼り
ベロでペロッとはがしてみよう!
何秒でできるかな!?

くちビルディング
選手権®の
必笑競技に挑戦!

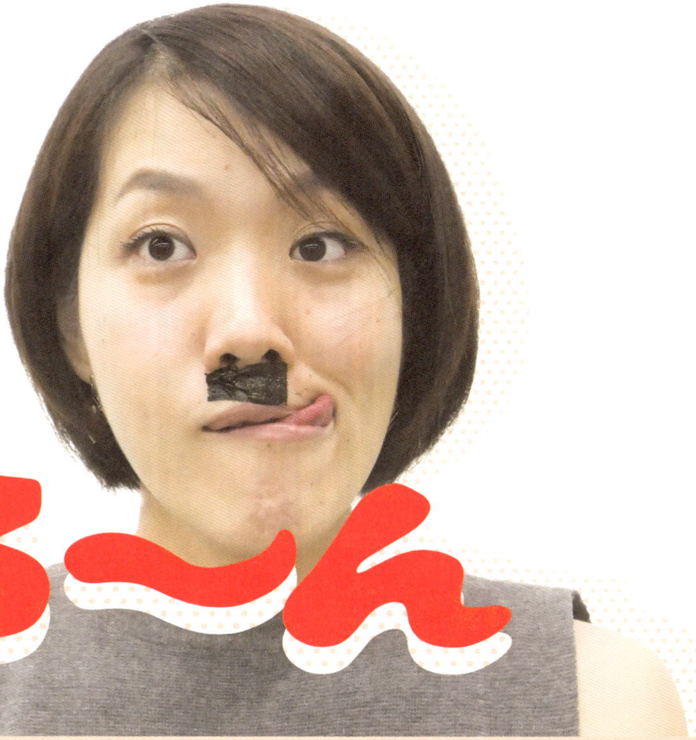

効果

口・ベロの動きを
スムーズにする

準備するもの

海苔(味海苔がよい)
少量の水(貼る用)

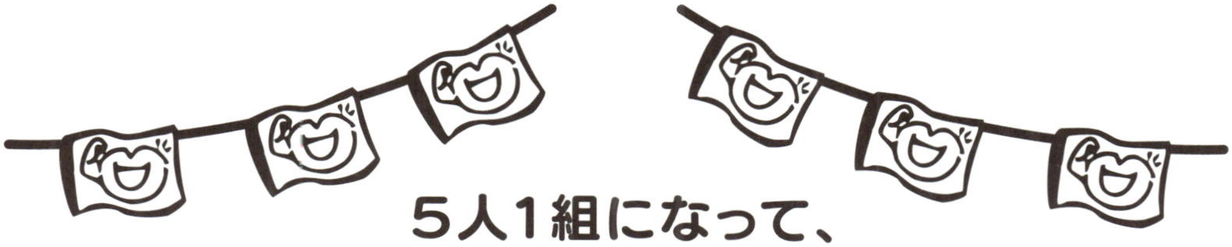

5人1組になって、
チーム対抗で**黒ひげペロリレー**をやってみよう！

1 全員海苔をつける。
よーいドンの合図で
1人目がスタート

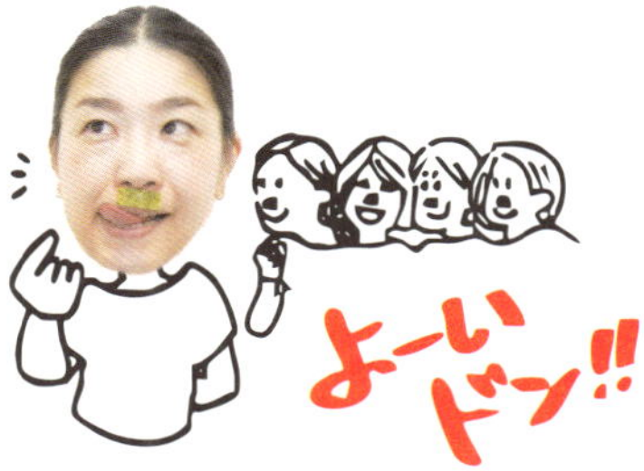

2 海苔をペロリしたら
隣の人の肩をポンと
叩いて次の人へ

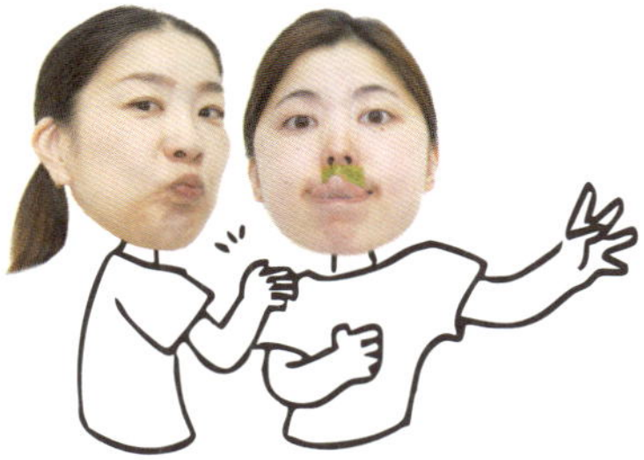

3 5人がリレーをして、
アンカーが旗を上げる

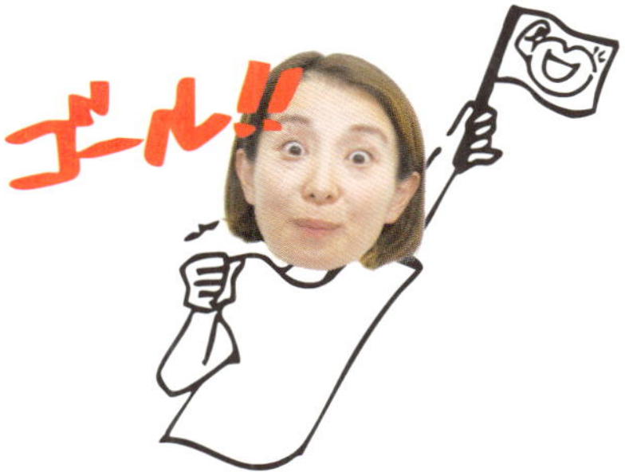

ポイント

ベロをなめらかに動かすトレーニング方法です。
常にしっかり動かしている人は、分厚くてやわらかいベロになります。逆に、使っていないと衰えて薄くなり、動きが悪くなってしまいます。

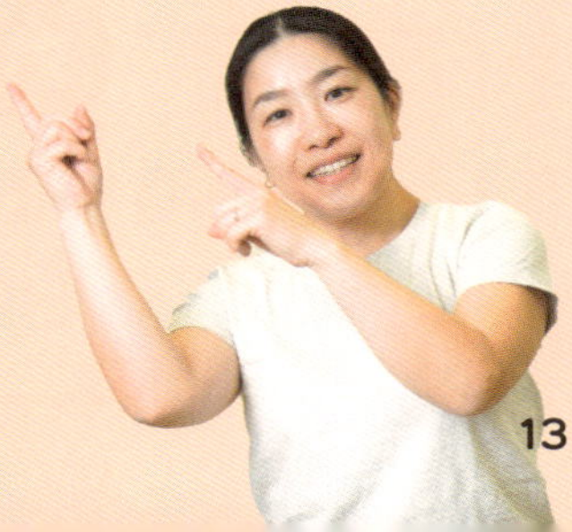

「くち」をうごかす

03 | タコちゅ～ダンベル

くちビル版の重量挙げ競技に挑戦！
何秒キ～プできるか試してみよう！

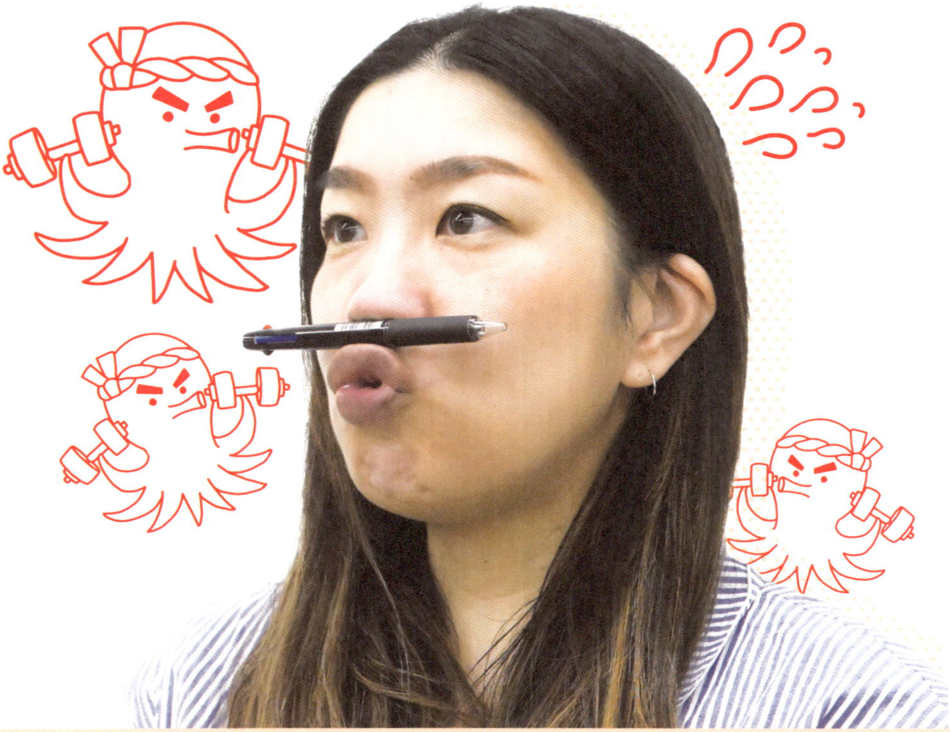

効果

口を閉じる力をつける
飲み込む力をつける

準備するもの

ペン（細・太）

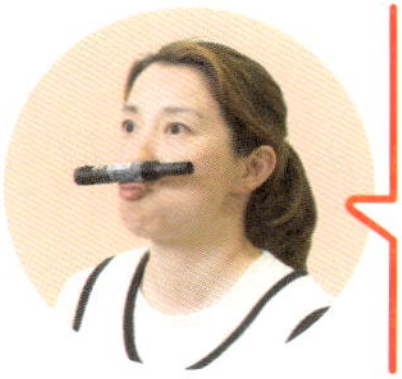

楽しむコツ

口だけでペンをつかむのが難しい場合は、細い箸やストローから始めるか、少し手を添えても大丈夫。ペンを太くすると、難易度アップ

鼻と唇の間にペンを挟んで

10秒キ～プ

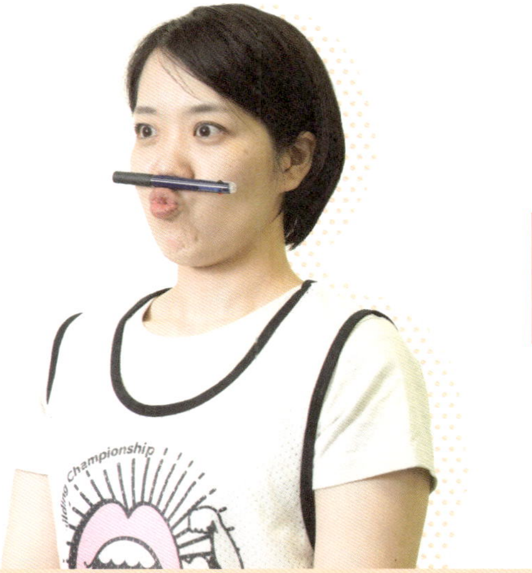

そのまま顔を下に向けてさらに

5秒キ～プ

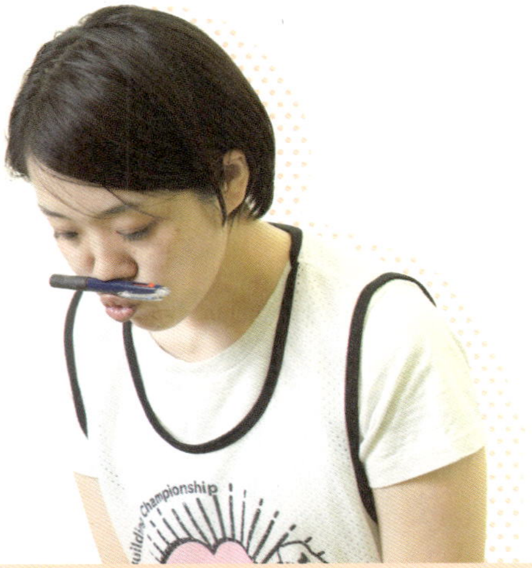

ポイント

ぽかーんと口が開いていると、しっかりつばを飲み込むことはできません。食べ物を飲み込むためには、いったん息をこらえる必要があるので、口をしっかり閉じられることがとても大事です。

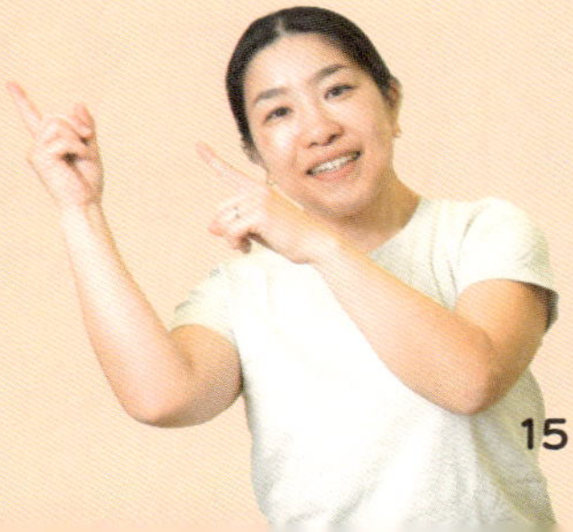

「くち」をうごかす

04 | ベロ文字

尻文字ならぬ舌《ベロ》文字
回答者と出題者に分かれて、ベロの動きだけで
相手にメッセージを伝えてみよう！

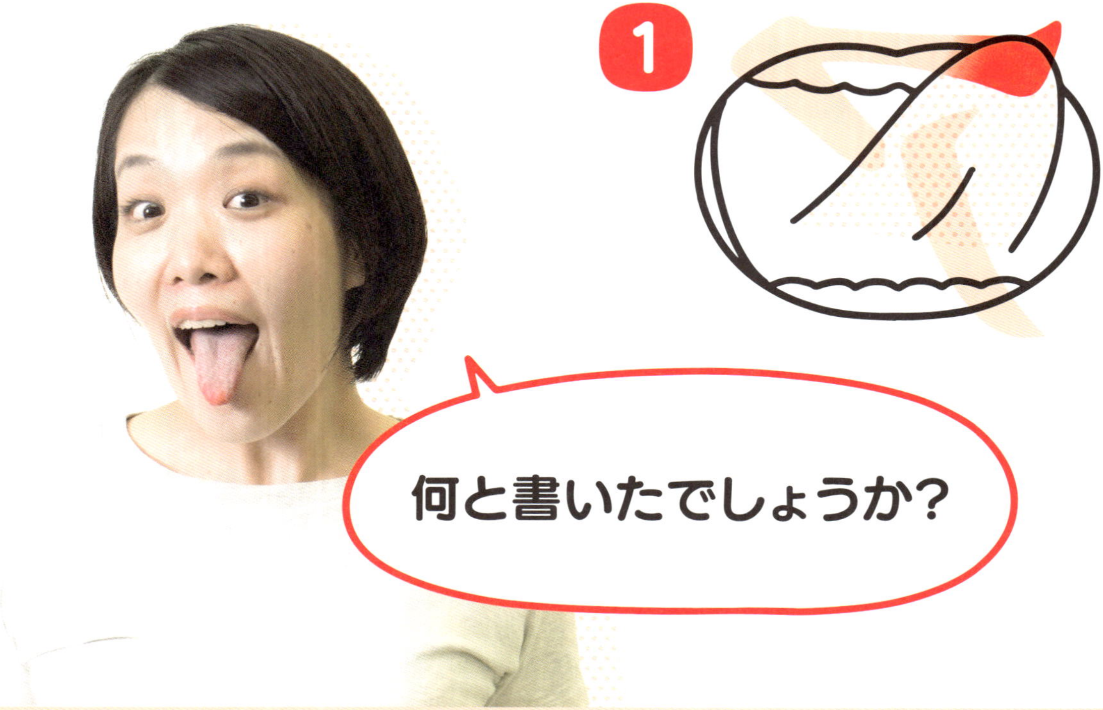

効果

ロ・ベロの動きをスムーズにする
ベロの力をつける

準備するもの

鏡

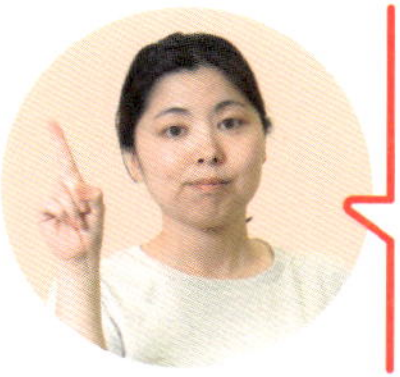

楽しむコツ

家族や仲間とクイズ形式で取り組めば大爆笑間違いなし。1人の時は、鏡の前で練習するのもよし

2

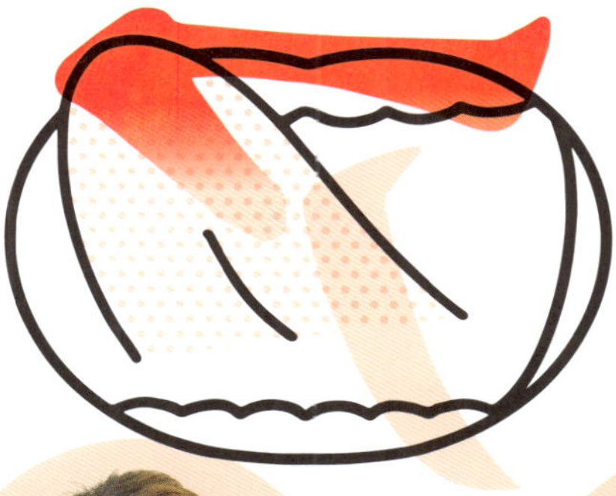

3

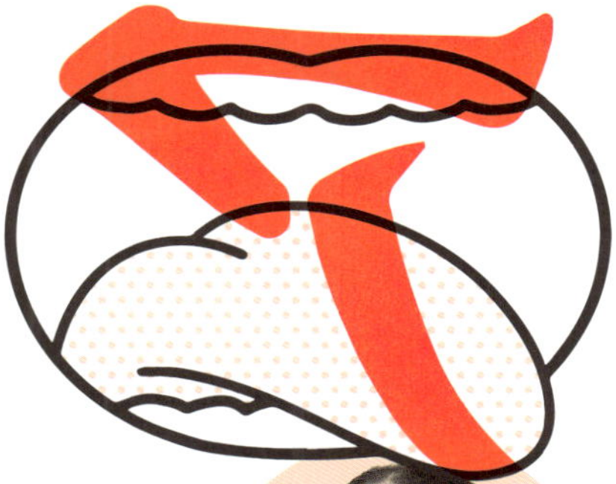

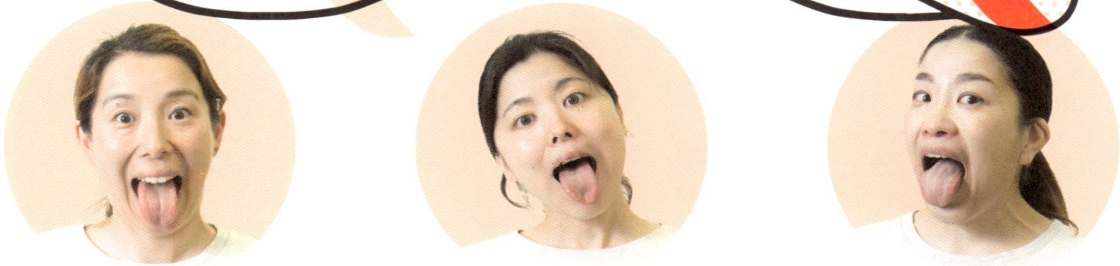

※向き合って行うと文字は反転します。（正解は「ア」）

ポイント

ベロを大きく動かして、声を出さずにどの文字を書いているか伝えます。文字の止めや跳ねを強調して、相手に伝わりやすいように、ダイナミックにベロを動かしましょう。＊あごが痛かったり、はずれた経験がある人は行わないでください。

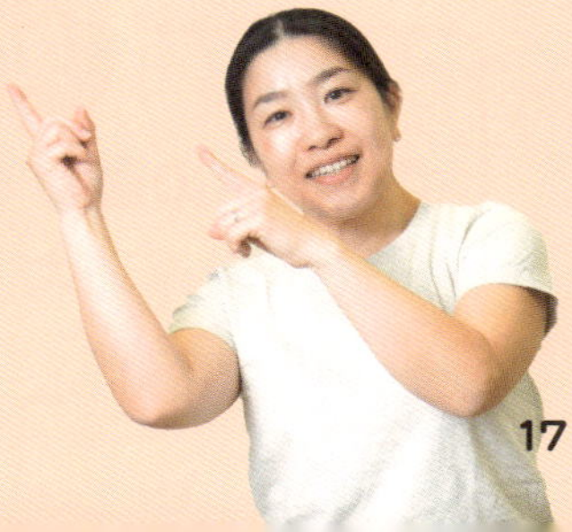

「くち」をうごかす

05 | はずしマスク

口の開閉だけでマスクの位置を下げてみよう

1

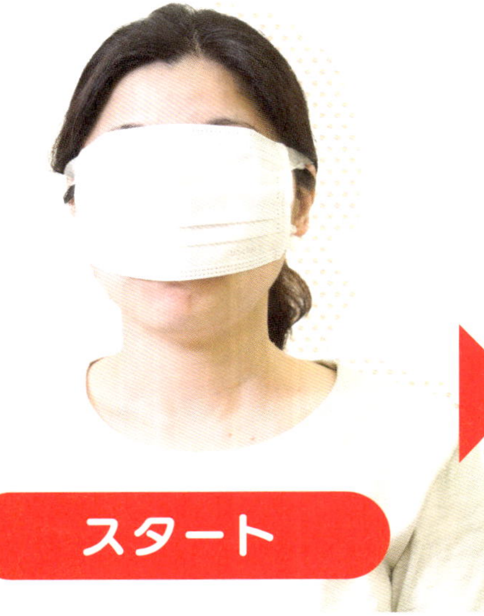

スタート

2

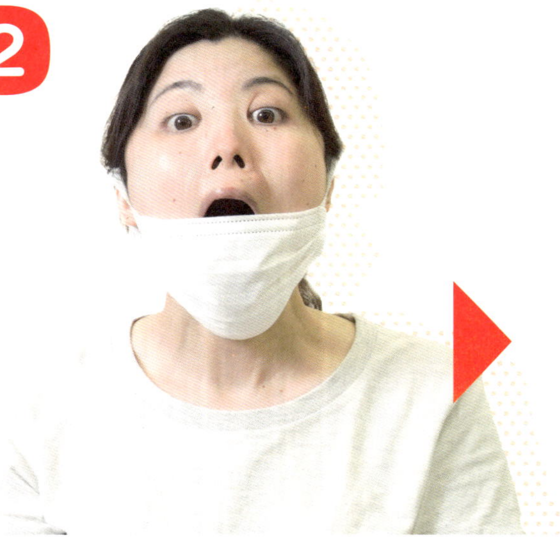

口をとがらせて、下唇でマスクをひっかけながら
あごを下げ、マスクを押し下げます

効 果

口・ベロの動きをスムーズにする
飲み込む力をつける

準備するもの

マスク

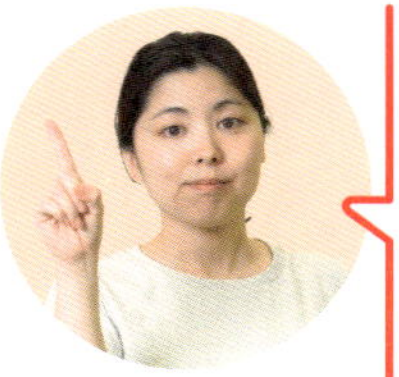

楽しむコツ

口の開閉が何回でマスクをあごの部分まで下げられたか、自己新記録に挑戦

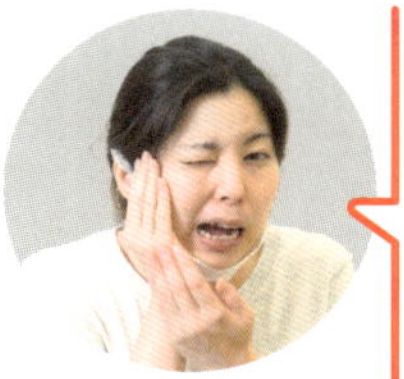

NG

あごが痛かったり、はずれた経験がある人は行わないでください

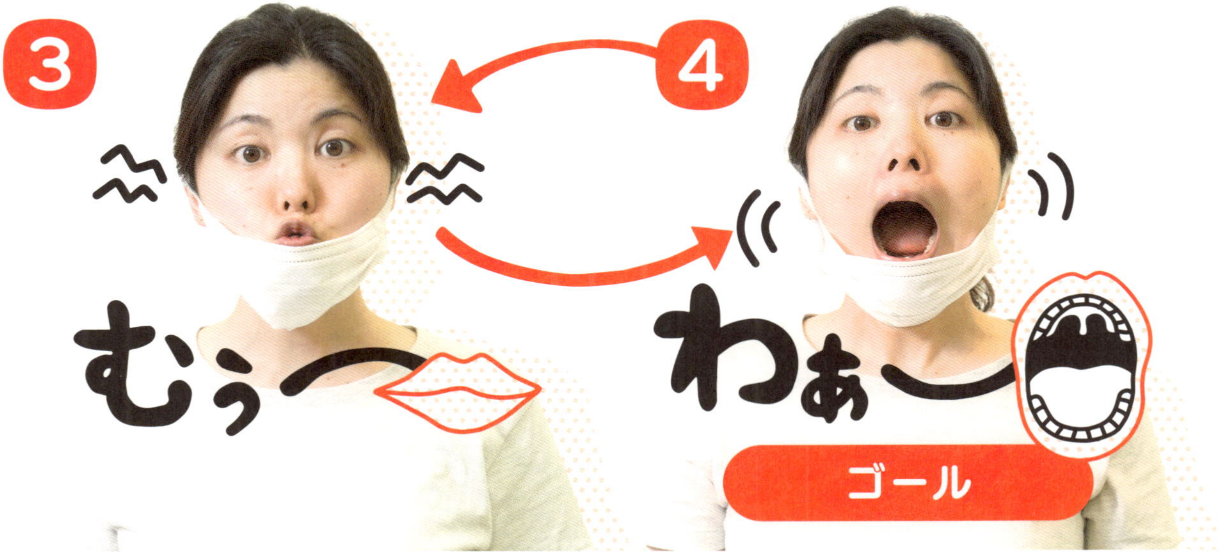

繰り返して、マスクをあごの部分まで押し下げる

ポイント

手を使わずマスクの位置を下げてみましょう。
口を大きくゆっくり動かすのがポイント！大きく口を開けるトレーニングをすることで、飲み込むための筋力がアップします。

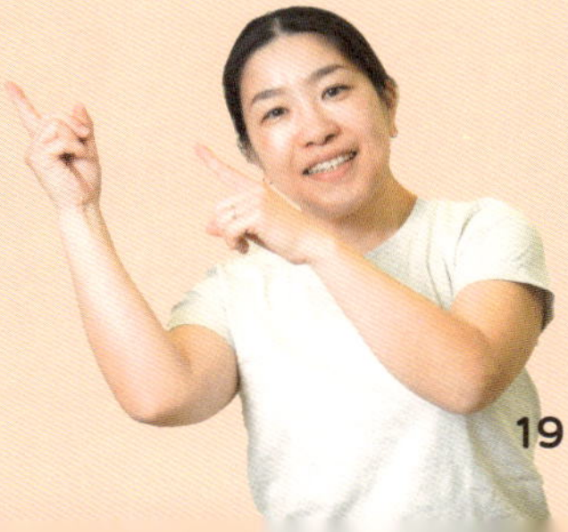

「くち」をうごかす

06 | 落語家入門！くちビル亭まいにち

落語家になりきっていろんな「すすり」音を表現してみよう。そば、納豆、お茶漬け、紅茶…どれが上手に表現できる？

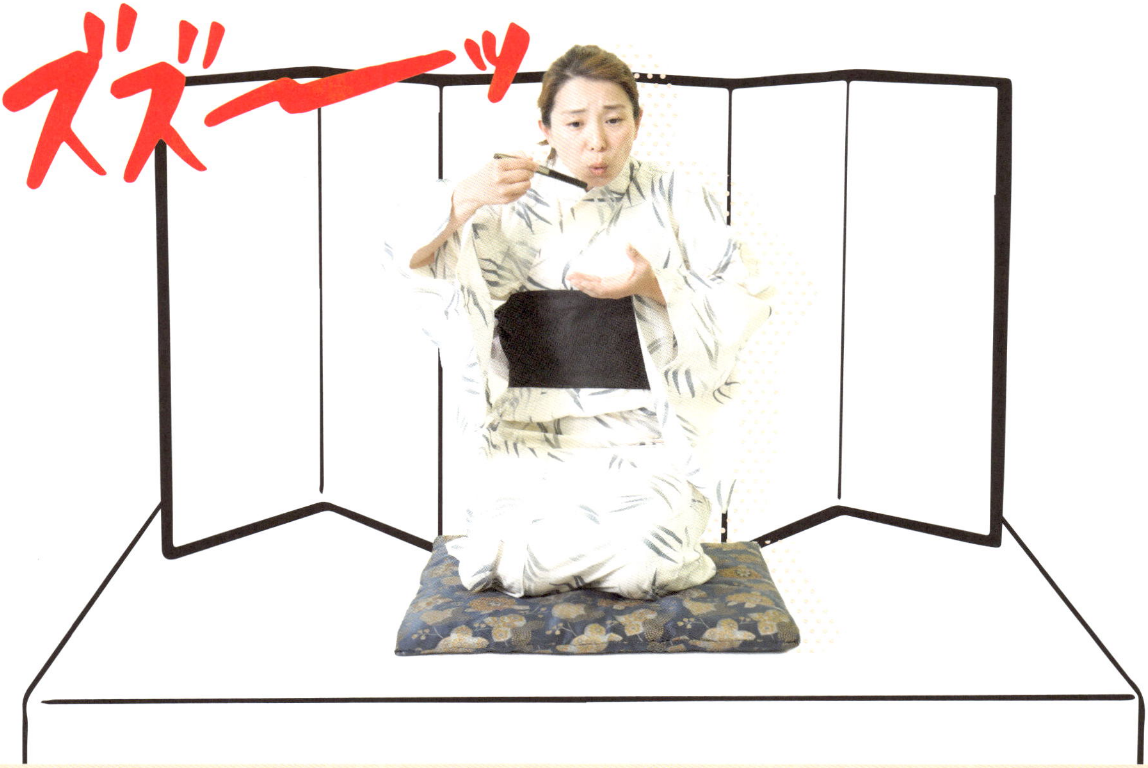

効果

呼吸機能の改善
楽しむ心が刺激される

準備するもの

扇子があるとなおよし

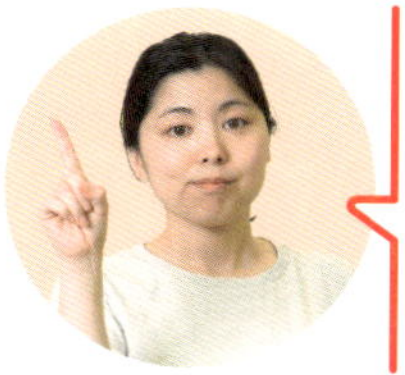

楽しむコツ

食事マナーは置いておいて、
音をたっぷりと立てること
が上達のコツ！

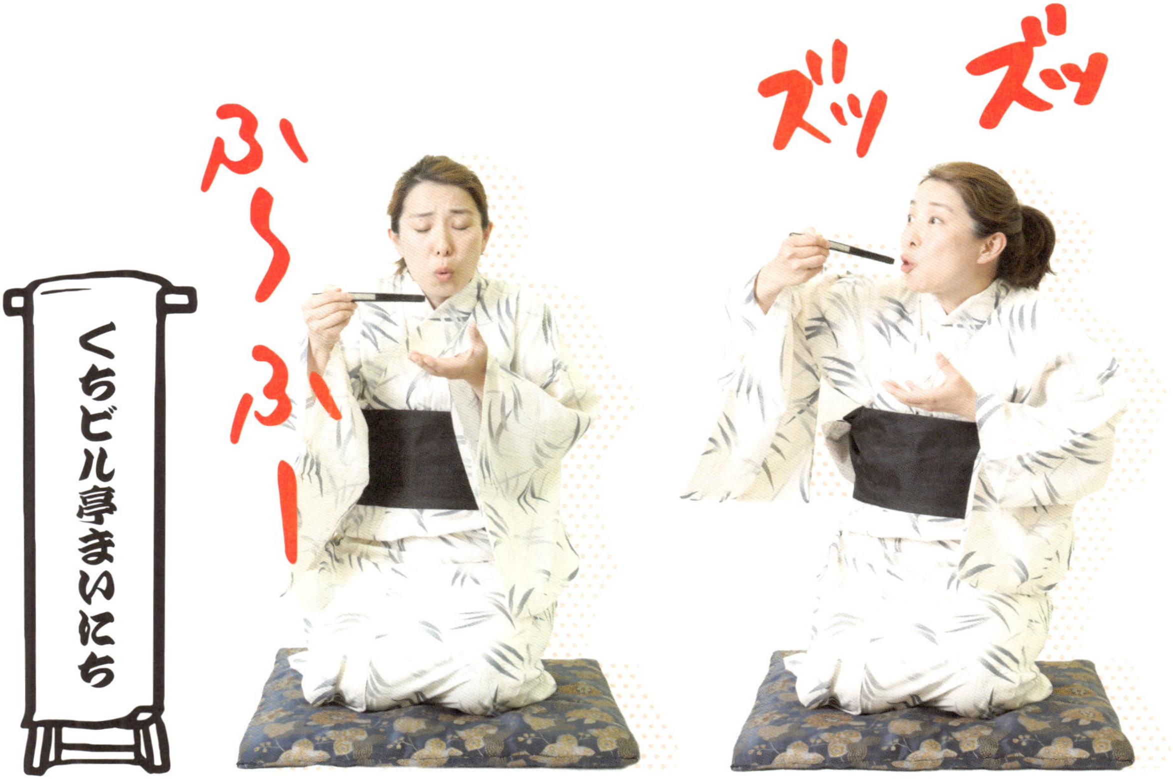

ポイント

一息でたっぷりすするのも、少しずつ回数を重ねながらすするのもOK！すすることだけに夢中になりすぎずに、しっかり呼吸を整えながら挑戦してみましょう。
扇子を使ってやると、より効果的かも！？

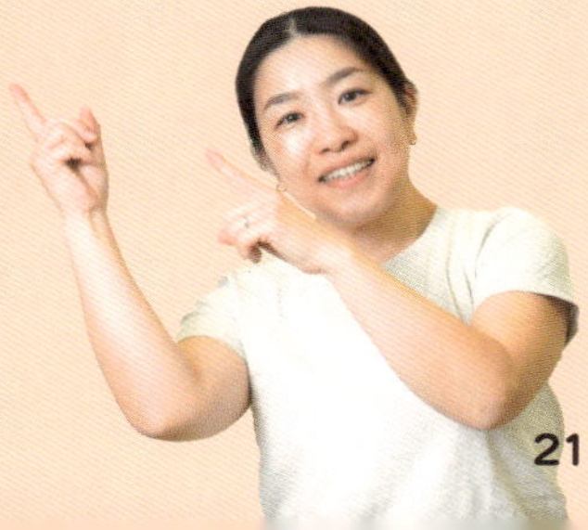

「くち」をうごかす

07 | あなたの歯、How many《（歯ぅめにー）》

お口のセルフ点検！1本1本の歯をベロで感じながら、ゆっくり丁寧になぞっていきましょう

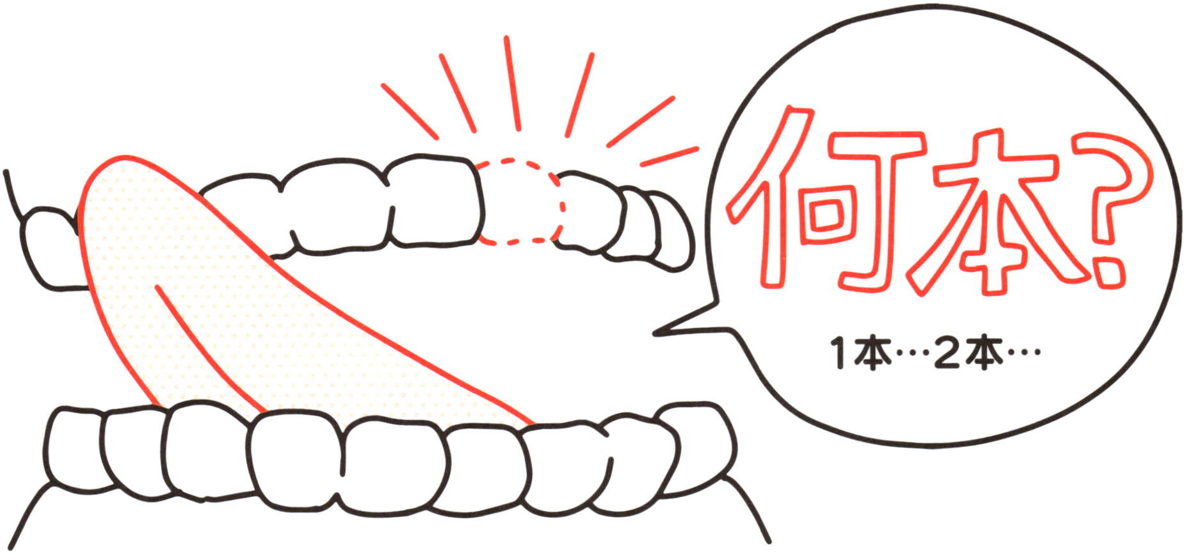

効果

口・ベロの動きをスムーズにする
ベロの力をつける

準備するもの

なし

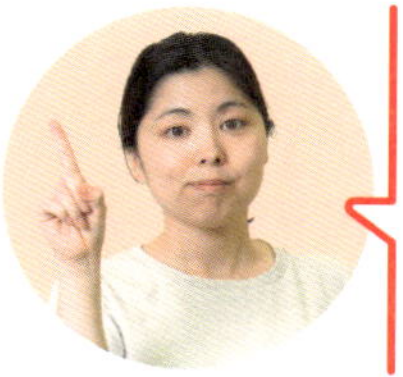

楽しむコツ

難しい人はまずは5本数えるところから始めてみよう。口は開けても閉じてもどっちでもOK

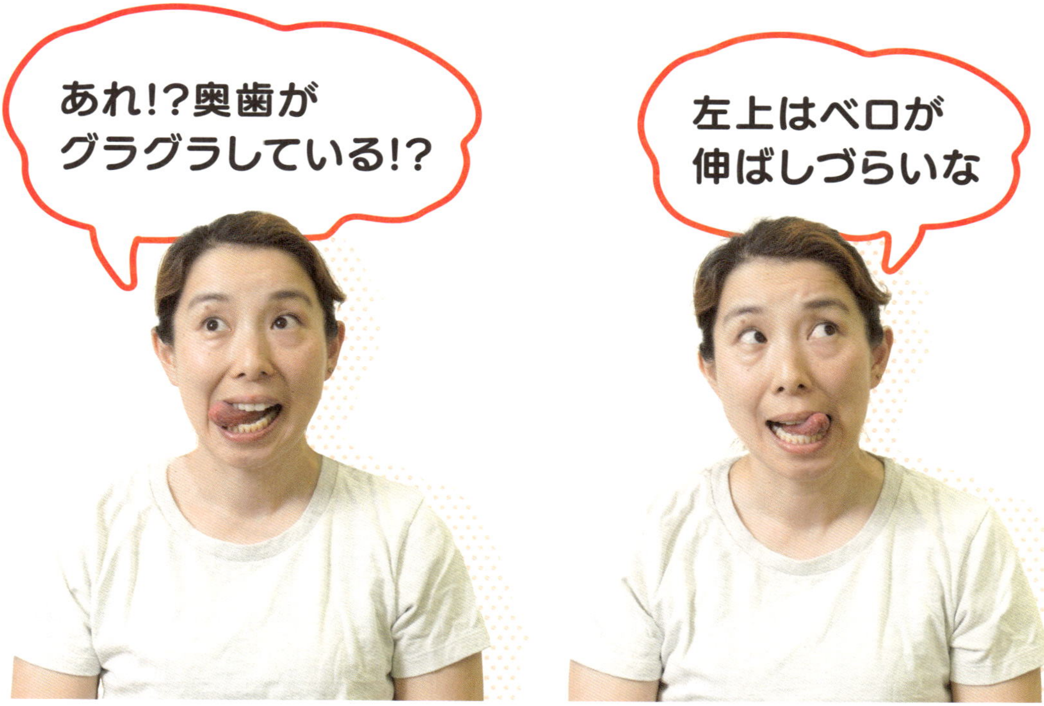
あれ!?奥歯がグラグラしている!?
左上はベロが伸ばしづらいな

治療している歯やさし歯は何本あるか数えてみよう

ポイント

歯磨きの後に挑戦！ベロを思いきり伸ばすストレッチをするとベロが動きやすくなります。ベロが動きやすくなることで誤嚥予防に効果的。歯のオモテ・ウラ両方から挑戦してみましょう！鏡を見ながら行うと、やりやすいです。

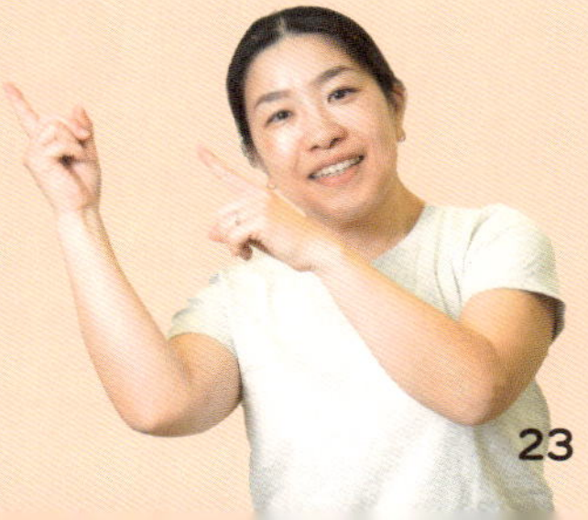

「くち」をうごかす

08 ｜ うがい・三三七拍子！

リズムに合わせてうがいをしよう！
上下左右の口全体を使うと効果的

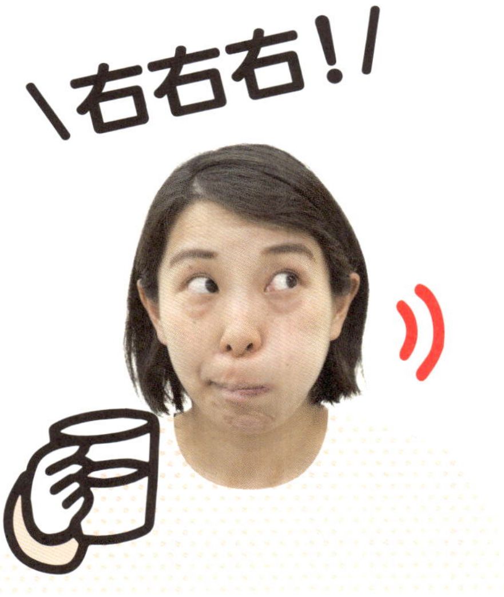

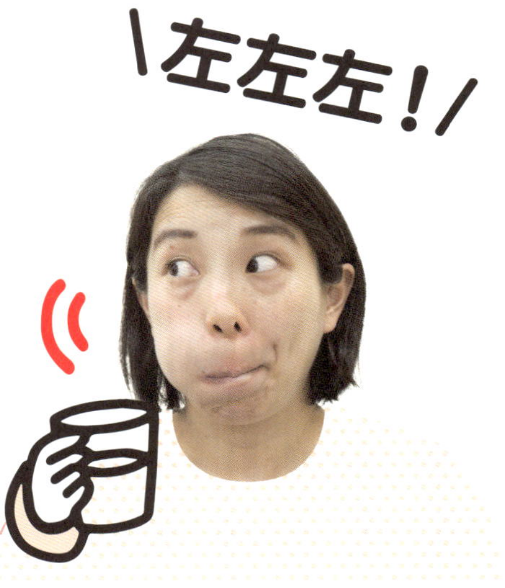

併せて目も動かすと
協調運動になり難易度アップ

効果

口を閉じる力をつける
飲み込む力をつける
口の中の衛生を保てる

準備するもの

水
コップ

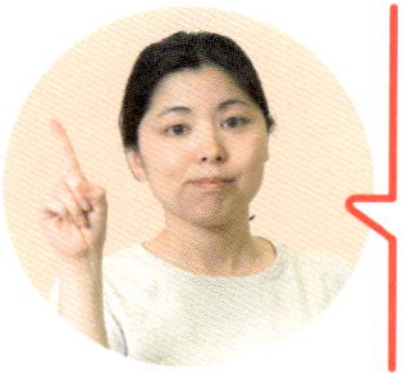

楽しむコツ

三三七拍子以外にも、好きな歌のリズムに合わせてやってみましょう

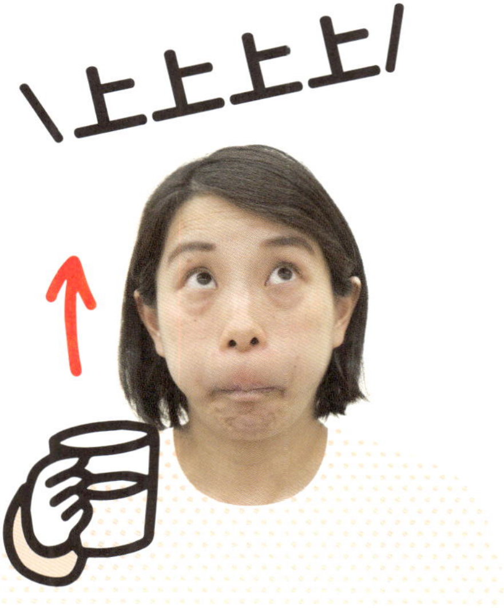

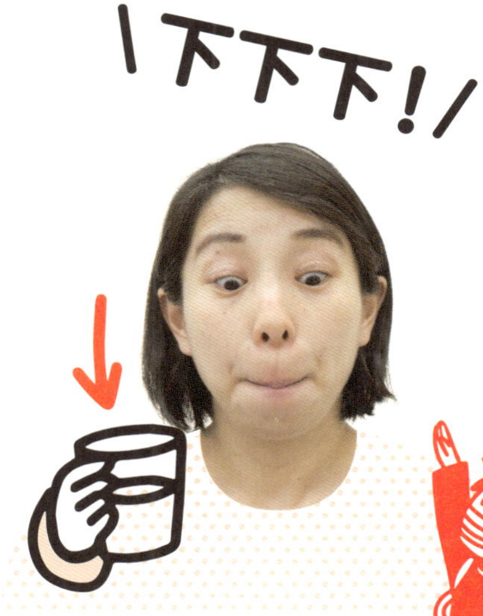

できる人は
ガラガラうがいで仕上げよう!

ポイント

感染予防のためのうがいも、少し工夫することで楽しく口の中を鍛えられます。力強くうがいをすることで、口を閉じる力、水を左右に動かす力など口輪筋が鍛えられます。

＊むせてしまう人は水ではなくて、空気で行ってください。

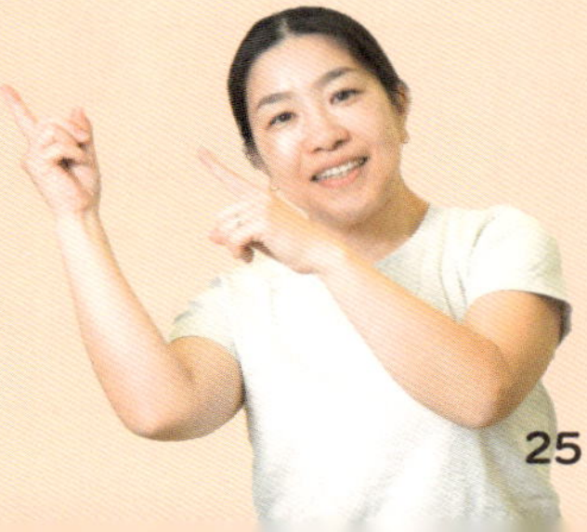

09 | 想像テイスティング

大好きなあの食べ物を想像して、ゴックンできる回数を測ってみよう！

1 唾液がたっぷり出るような大好物や酸っぱいものをじっくりと想像します。唾液で口の中がうるおってきたら競技スタート！

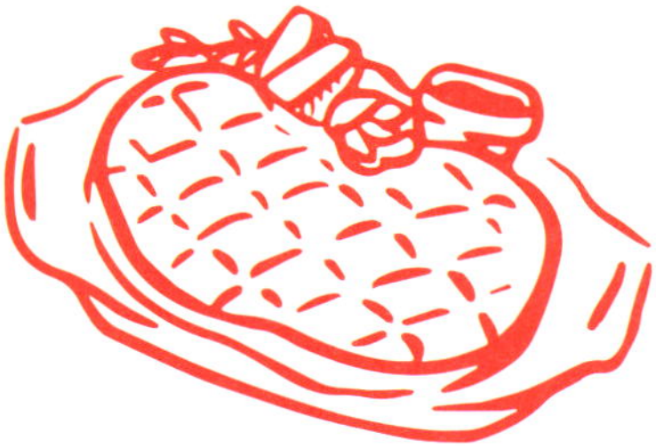

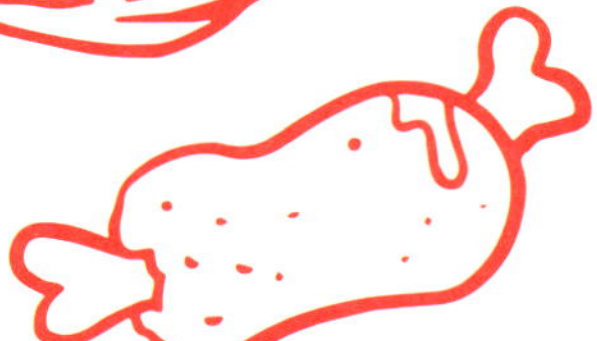

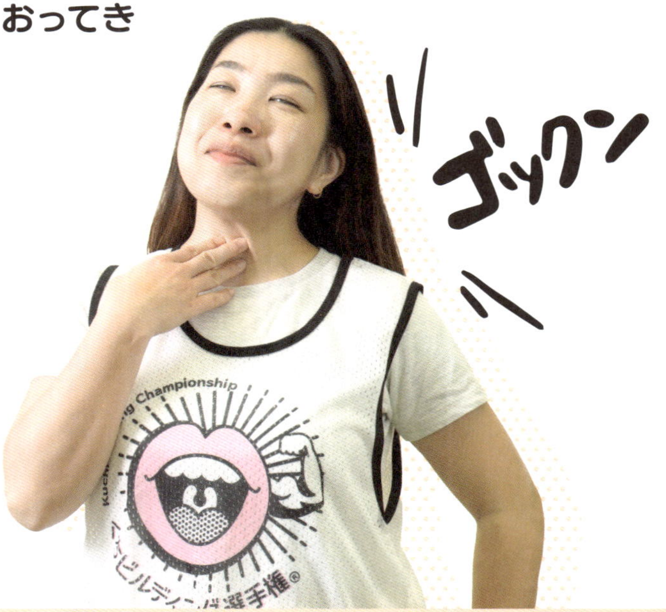

効果

飲み込む力をつける
口の中がうるおう
食べる準備になる

準備するもの

ストップウォッチ

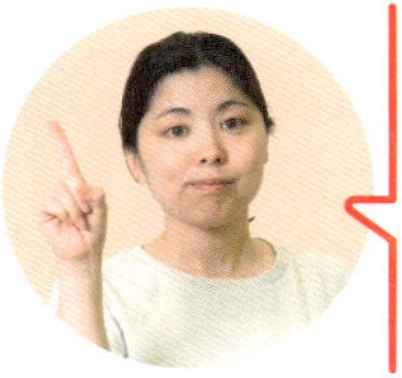

楽しむコツ

甘い物などの好物を
想像の中でたくさん味わって！

2 30秒間に何回ゴックンできるか測ってみよう！
3回以上できればOK

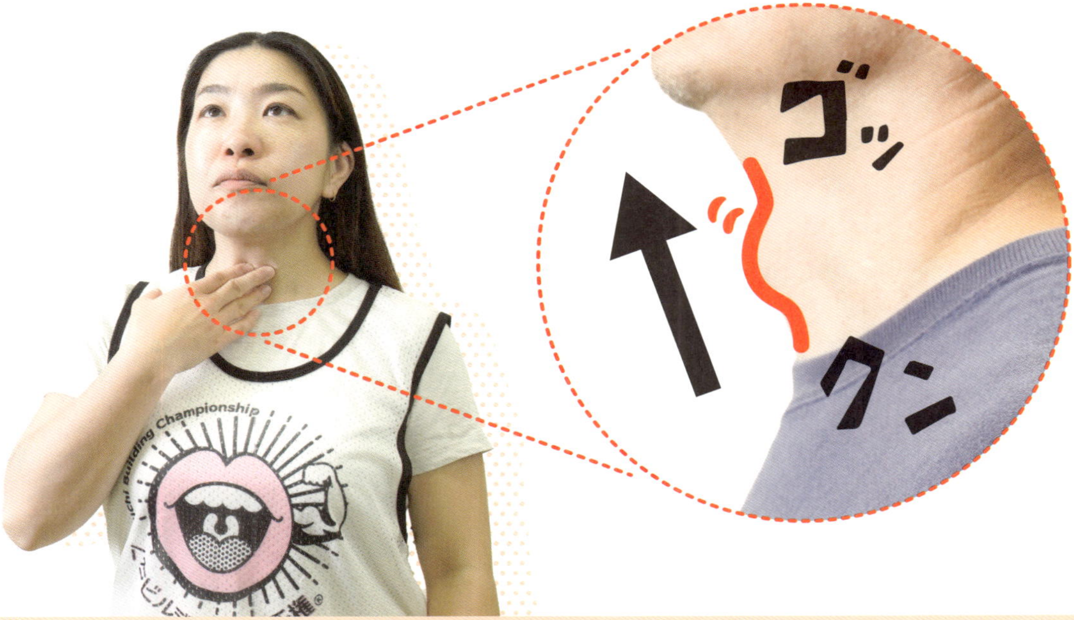

ポイント

飲み込む力のチェックです。のど元に指３本を当てて、のど仏がしっかり上下するのを確認しましょう。「ゴックン」した時に、指１本分上下していたら、GOOD！飲み込む力は良好です。口の中が乾燥していたら、少し飲み物を口に含んで始めましょう。

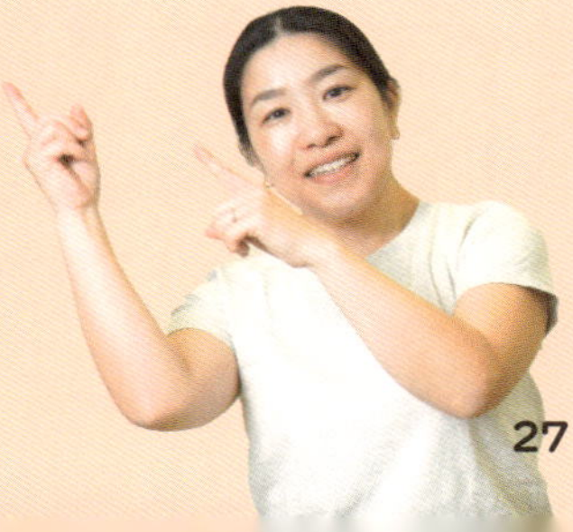

10 | 行儀は悪いがベロにいい

こども時代に誰もがやった!?
おいしいソースのついたお皿をベロ全体を使って
「べろ〜ん」となめてベロ全体をストレッチ

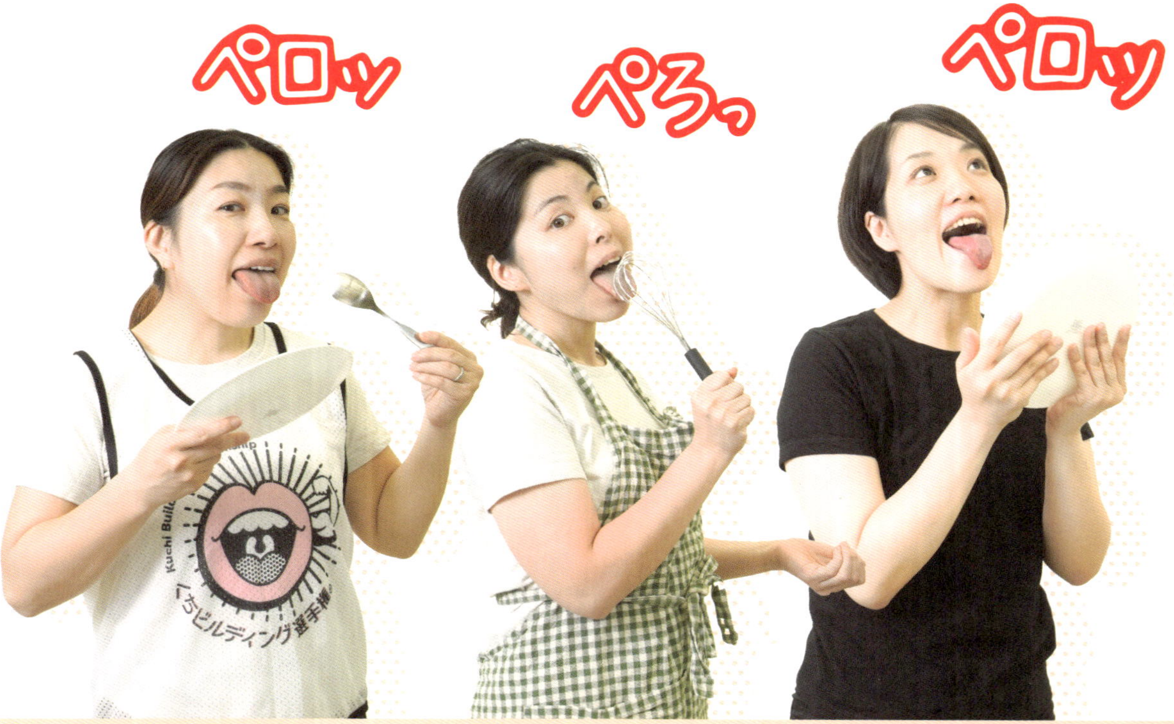
ペロッ
ぺろっ
ペロッ
くちビルディング選手権

効果

ロ・ベロの動きをスムーズにする
ベロの力をつける

準備するもの

皿
スプーン、へら等
甘い調味料やクリームなど

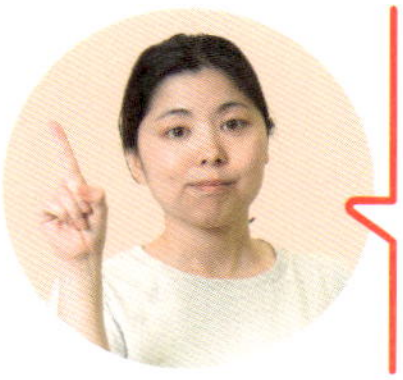

楽しむコツ

誰かが見ていない場所で？こどもと一緒に？おいしい甘味を買ってきて？いろいろ試して楽しんで！

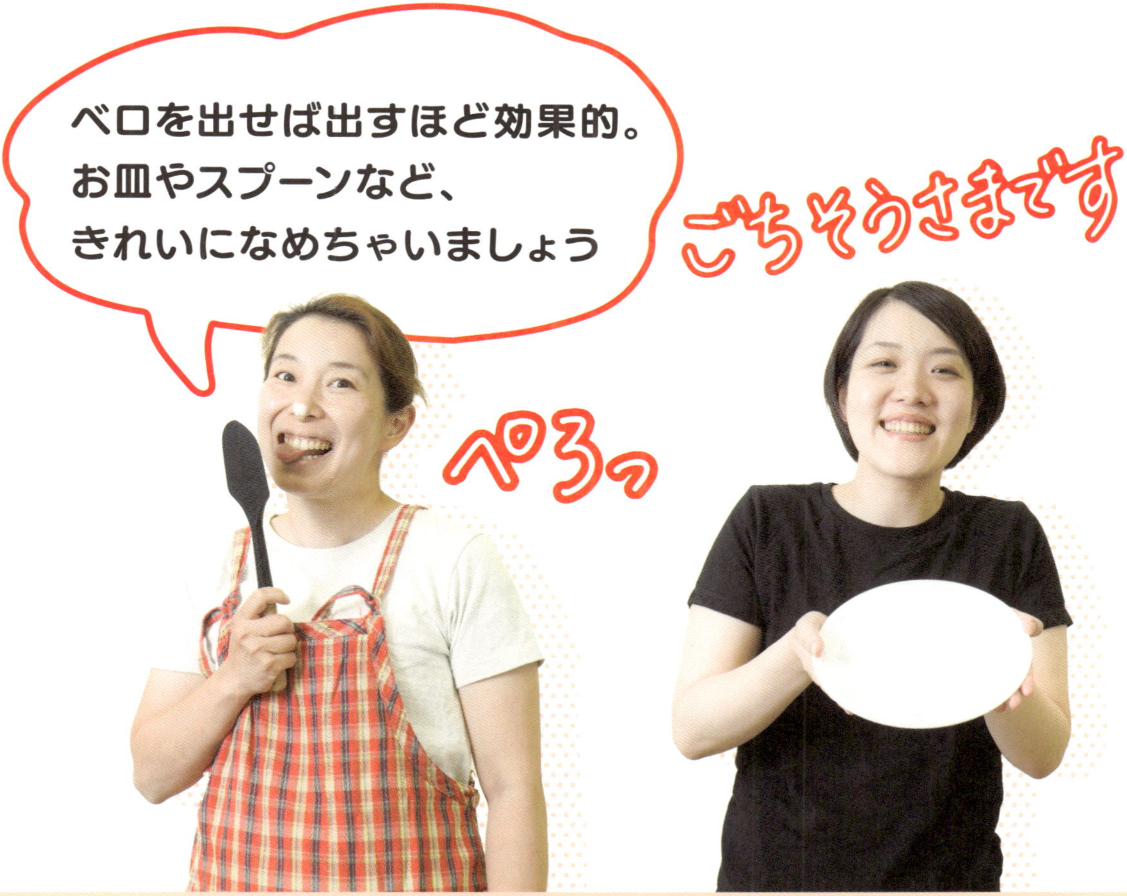
ベロを出せば出すほど効果的。
お皿やスプーンなど、
きれいになめちゃいましょう
ごちそうさまです
ぺろっ

ポイント

ベロは筋肉でできています。ベロをお皿に押しつけてストレッチ。力を入れたり、抜いたりを繰り返して筋力アップを図ります。

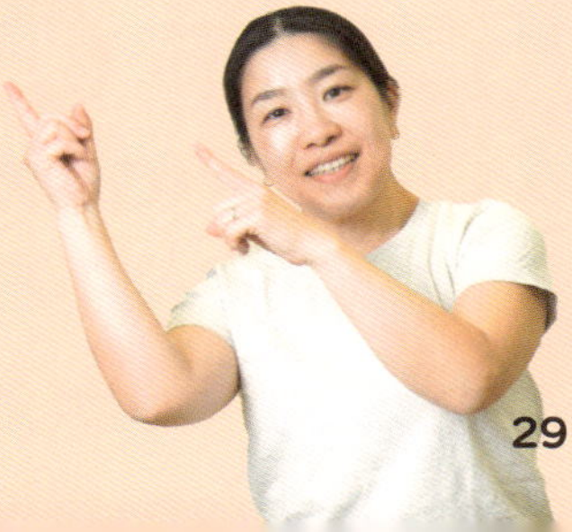

11 | 納豆プッシュ

納豆1粒をベロの真ん中に乗せ、上あごに押しつけるようにして、つぶしてみよう！

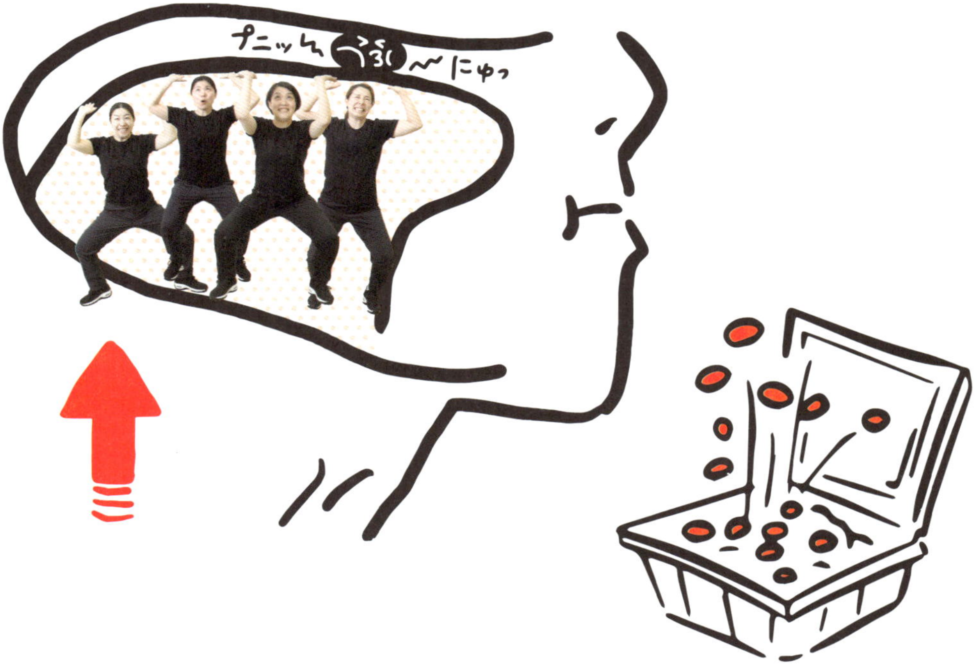

効果

ベロの力をつける
顔まわりがすっきりする

準備するもの

納豆、レーズン、
プロセスチーズなど

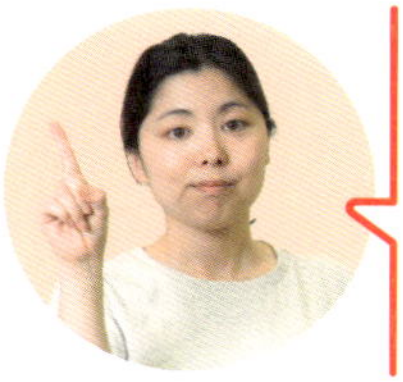

楽しむコツ

納豆が苦手な人は
レーズンや煮豆などでもOK

何もしていない時のベロの位置を確認しよう

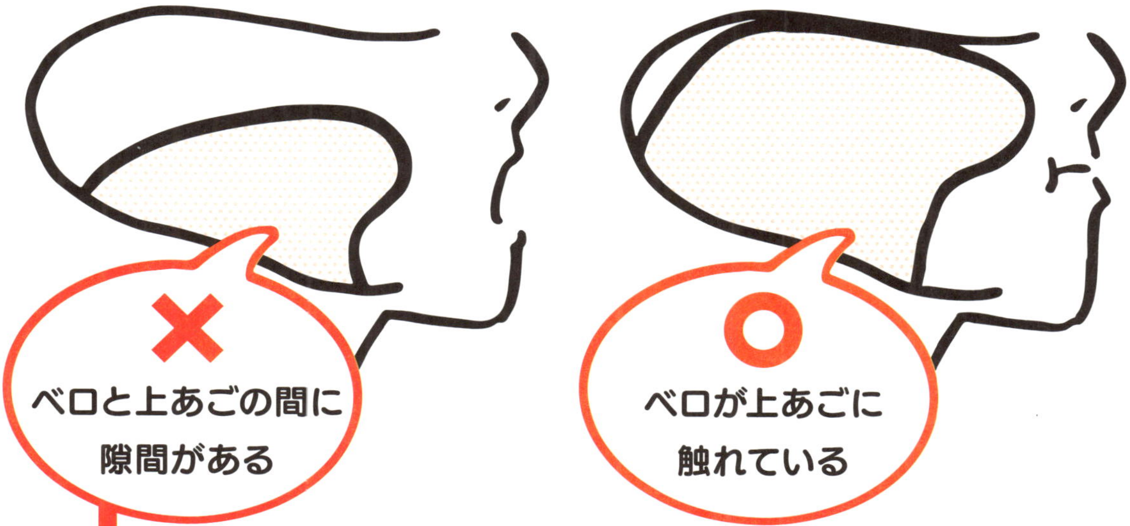

ベロと上あごの間に隙間があると
ベロの力が十分でない可能性があります
納豆プッシュで筋力アップ！

ポイント

ベロの中央を押すことで、ベロの付け根の部分の筋トレになっています。ベロの先、中央、奥など納豆を置く場所を少しずつ変えながらやってみましょう。
1粒で何度もおいしい競技です！
＊誤嚥《ごえん》しやすい人は控えましょう。

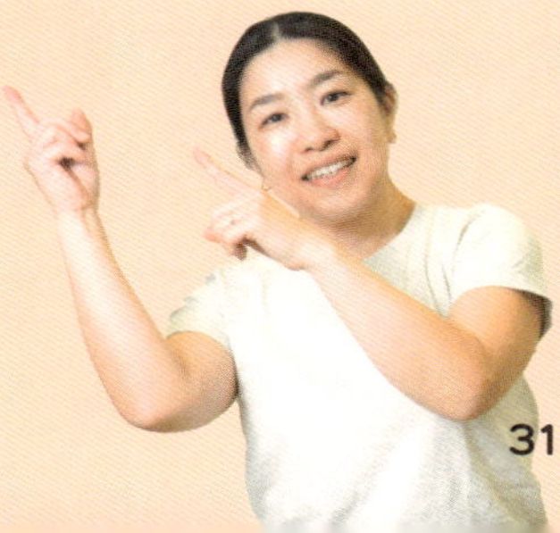

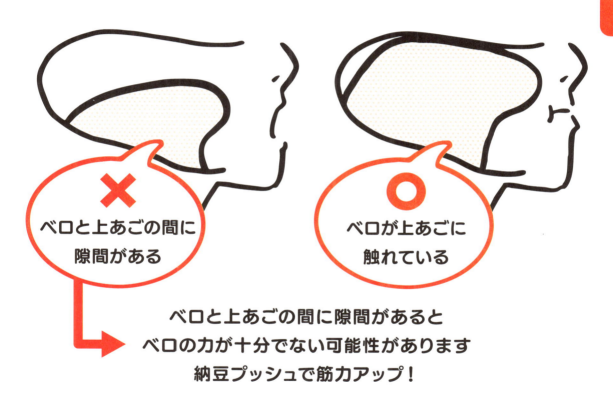

「くち」をうごかす

12 | 硬さチャレンジ

硬さの違う物にチャレンジしてみよう。
心地よい噛み応えの物はどれ?

超ハード

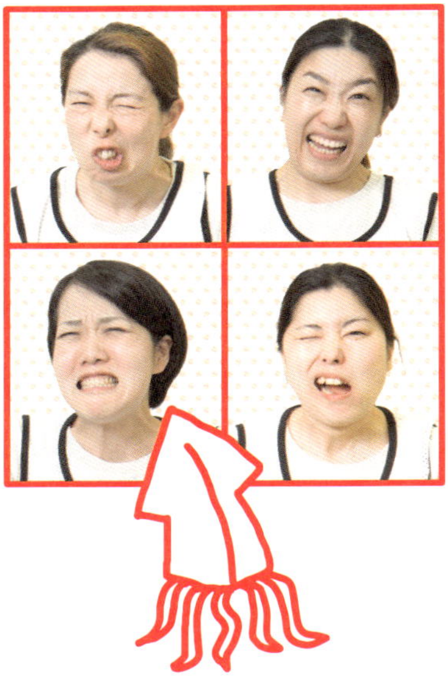

(さ)きいか

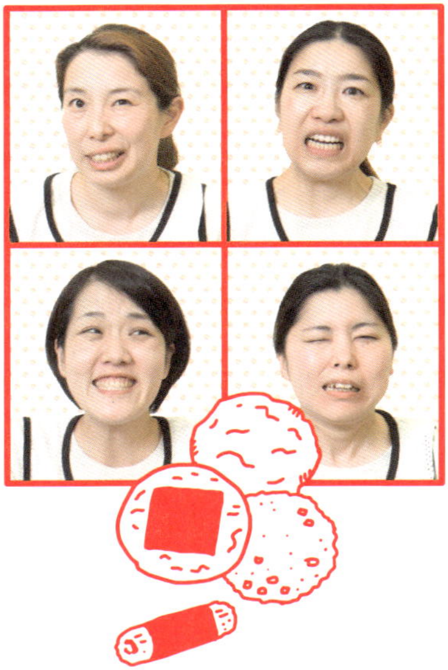

(し)ょうゆせんべい

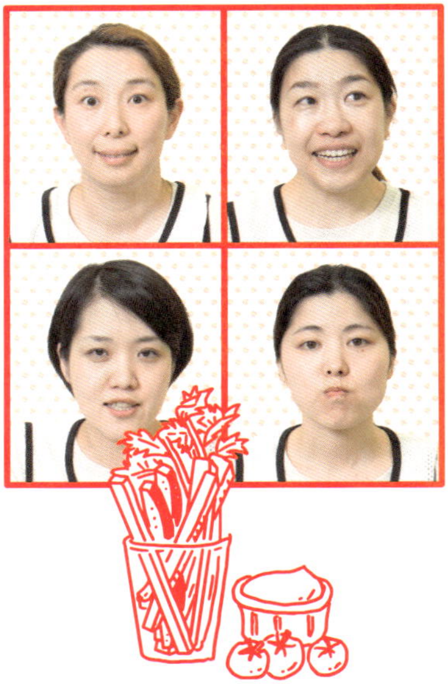

野菜(す)ティック

効果

食べる準備になる
食事が楽しくなる

準備するもの

硬さの違う食べ物

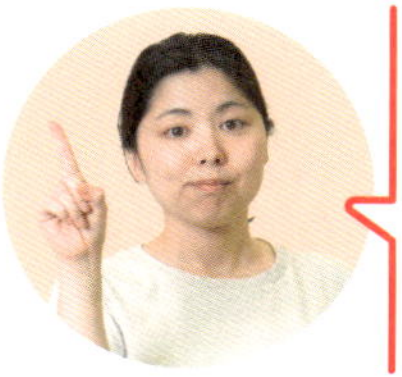

楽しむコツ
普段はあまり食べない食材にも
チャレンジしてみましょう！

ややソフト

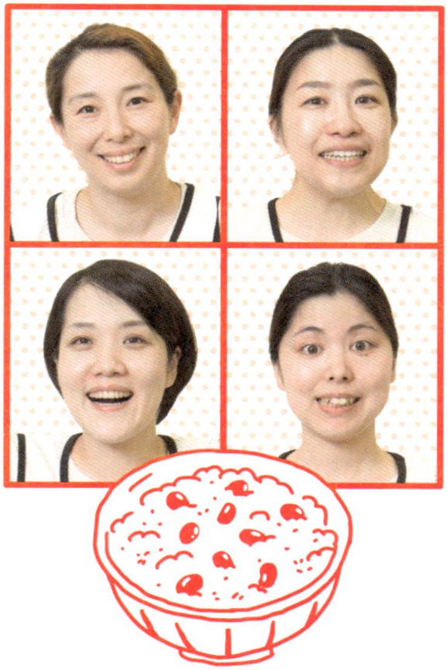

(せ)きはん

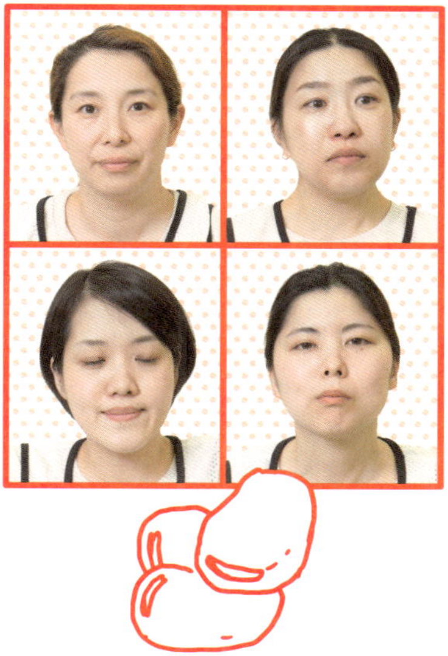

(そ)らまめ

むせて
しまったら、
無理せず中止

ポイント

いつも歯のどこで噛んでいるかもチェックしてみましょう。
いつもとは違う場所で噛んで、違いを感じてみてください。
口の中の感覚を鍛えることで、嚥下の力がアップ。
今の噛み心地のよい物をメモしておきましょう。
半年後に変化がないかチェック！

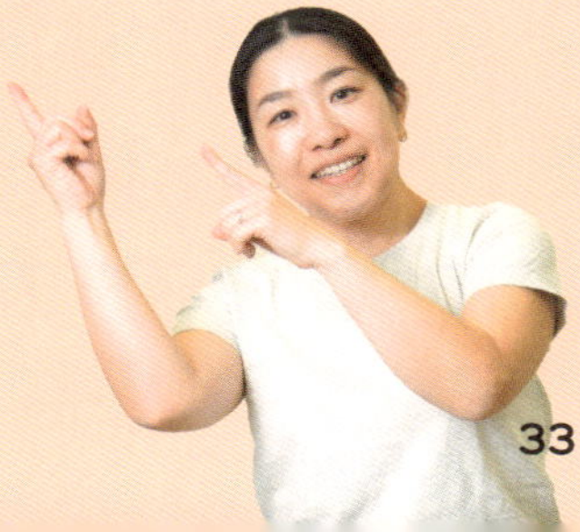

「くち」をうごかす

13 | あっちむいてベー！ふたりver.

**あっち向いてホイのリズムに合わせて、
ベロで上下左右に、あっち向いてベー！**

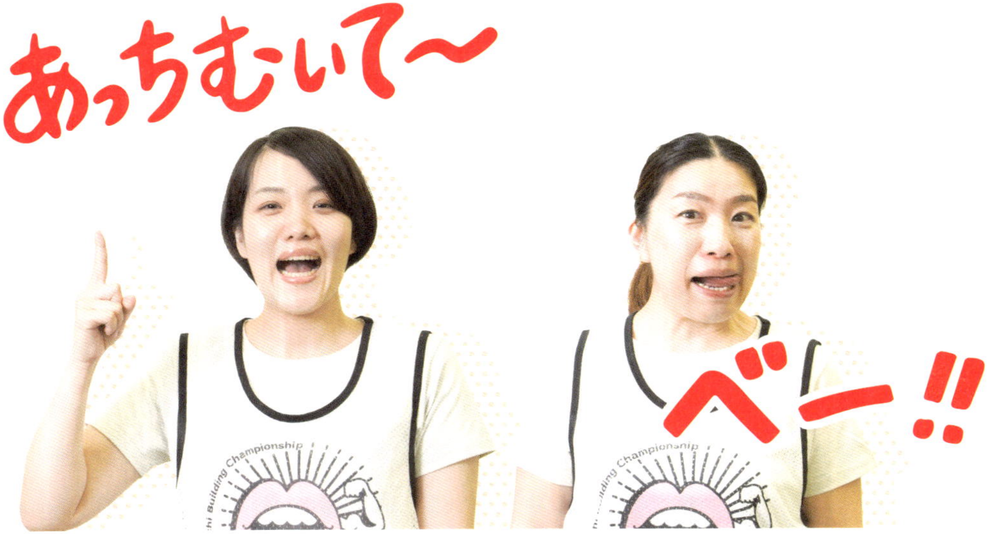

**指の向きと、違う方にベロを出せたら、ベロを出す人の勝ち！
同じ方向に出してしまったら、ベロを出す人の負けです**

効果

口・ベロの動きをスムーズにする
ベロの力をつける

準備するもの

なし

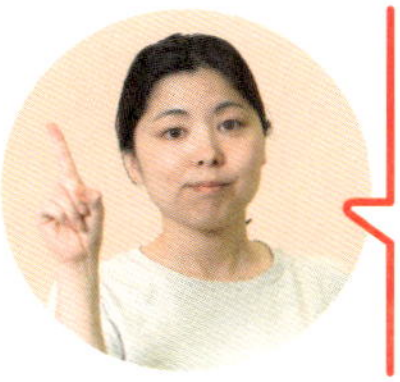

楽しむコツ

ベロを出しにくい人は、まず唇より外にベロが出るのを目標にしましょう

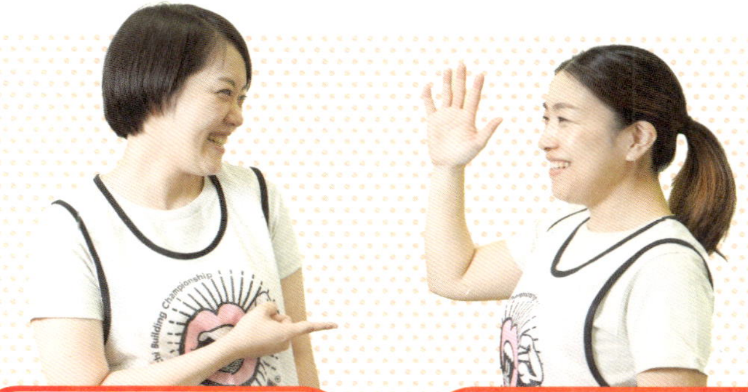

指を指す人　**ベロを出す人**

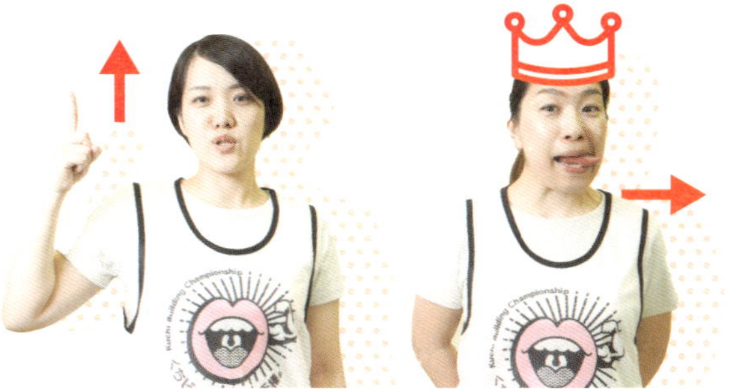

ベロを出す人の勝ち！

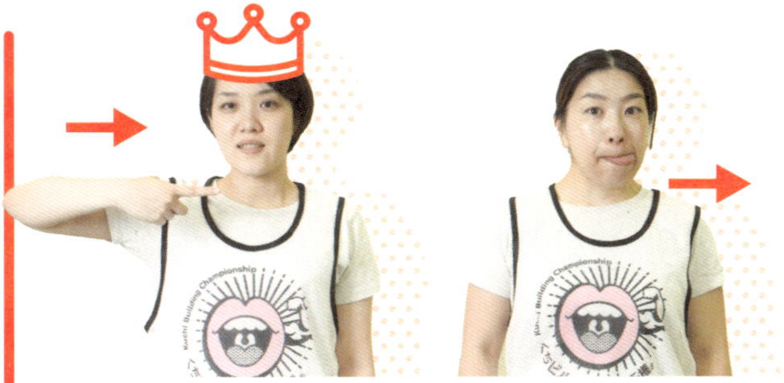

指を指す人の勝ち！

ポイント

ベロを出した向きが伝わるように、しっかりとベロを出すのがポイント。始める前に、ベロを伸ばすストレッチをすることで、ベロが動きやすくなります。ベロを動かしやすくすることで滑舌もよくなります。

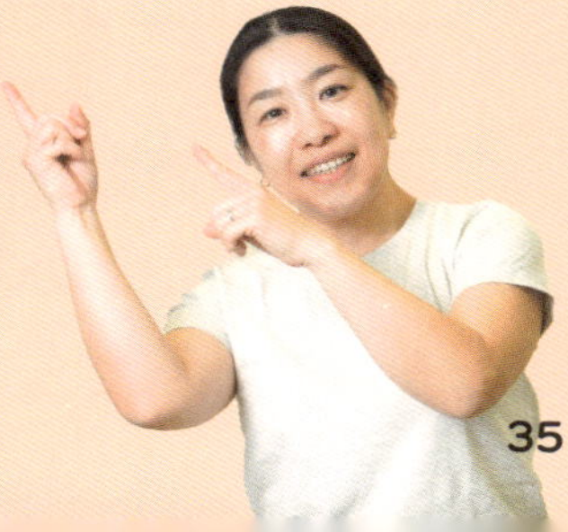

「くち」をうごかす

13 | あっち向いてベー！ひとりver.

**あっち向いてホイのリズムに合わせて、
ベロで上下左右に、あっち向いてベー（part2）。
ひとりバージョンは、自分と自分との戦いです！**

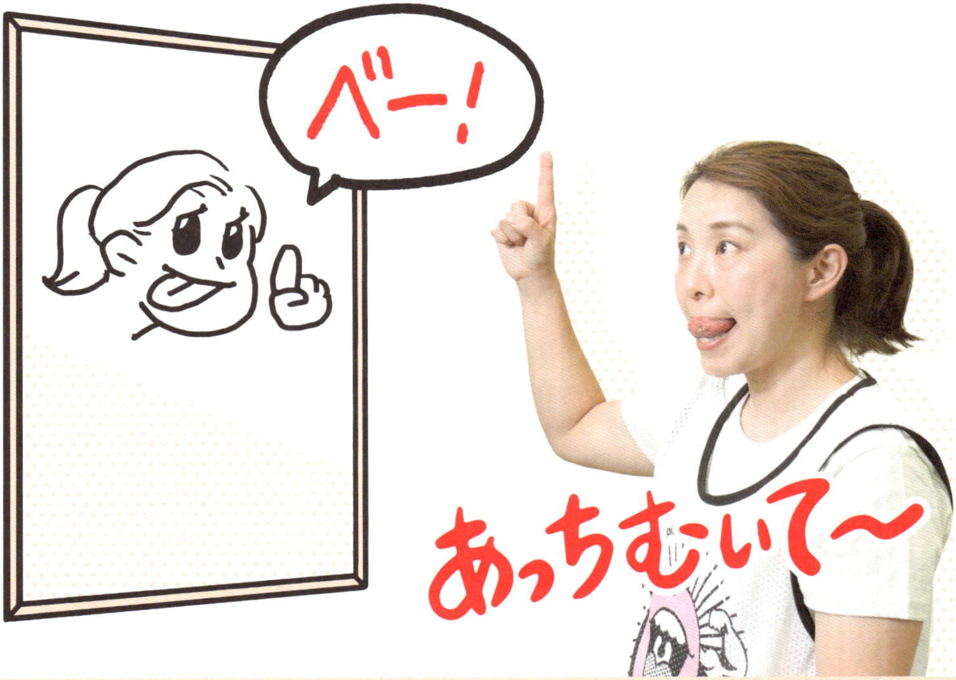

効果

口・ベロの動きをスムーズにする
認知機能の維持・向上

準備するもの

鏡

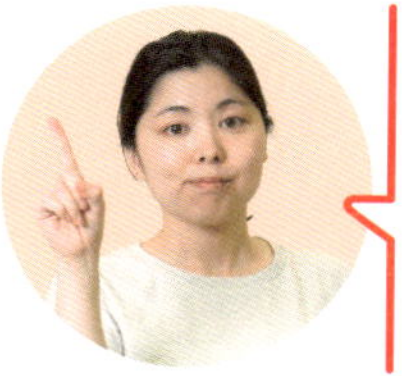

楽しむコツ

慣れてきたら、スピードを上げて
挑戦してみましょう！

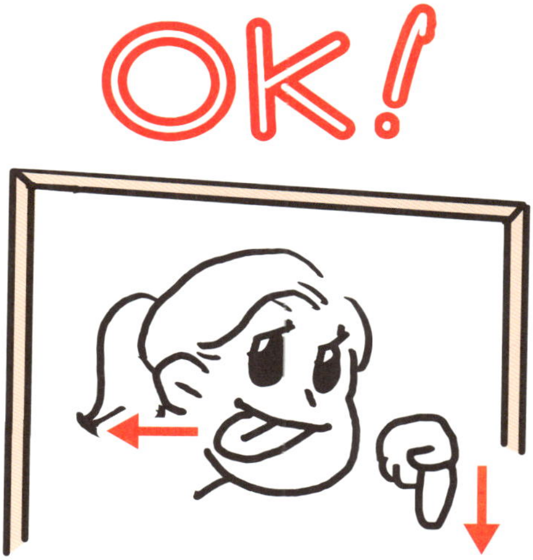

ベロと指が別の向き

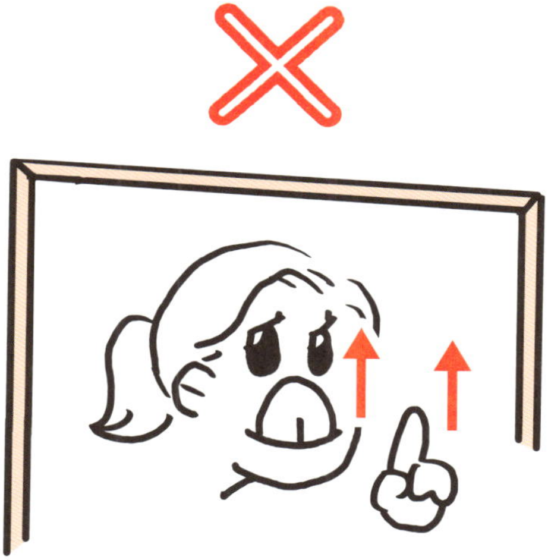

ベロと指が同じ向き

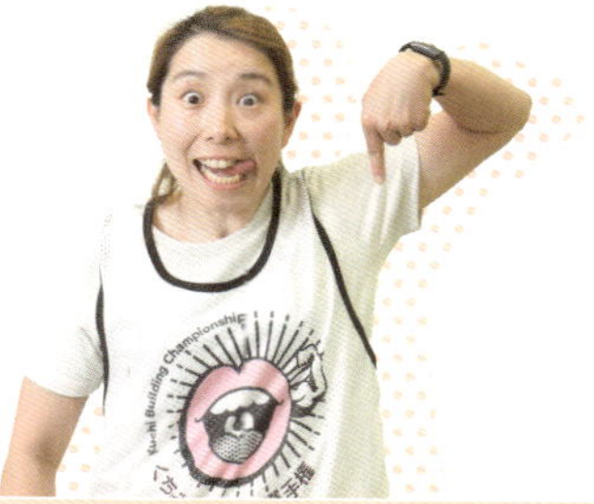

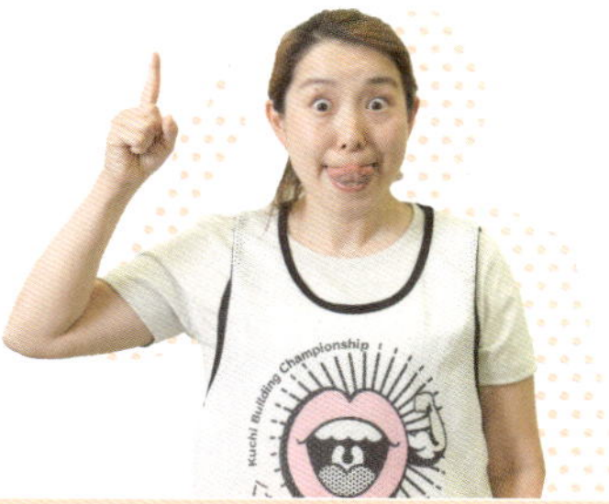

ポイント

指とベロで別々の方向を指すのがポイント。
考えながらベロを動かすと、動く範囲が小さくなりやすいので、
ベロを大きく動かすことを意識しましょう！

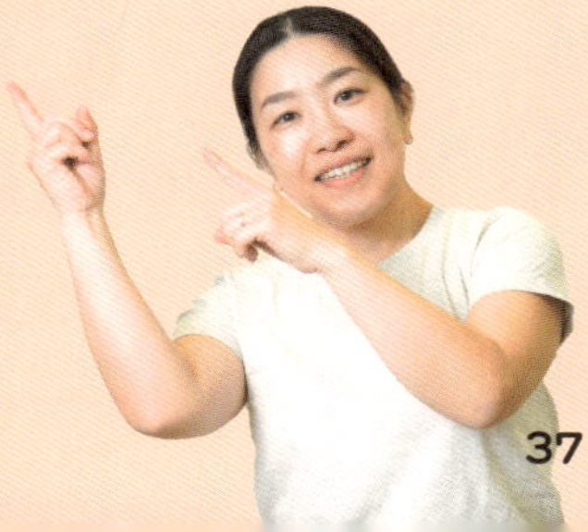

14 | 飛ばシード

口に含んだ果物の種を思いきり遠くまで飛ばして距離を測ろう

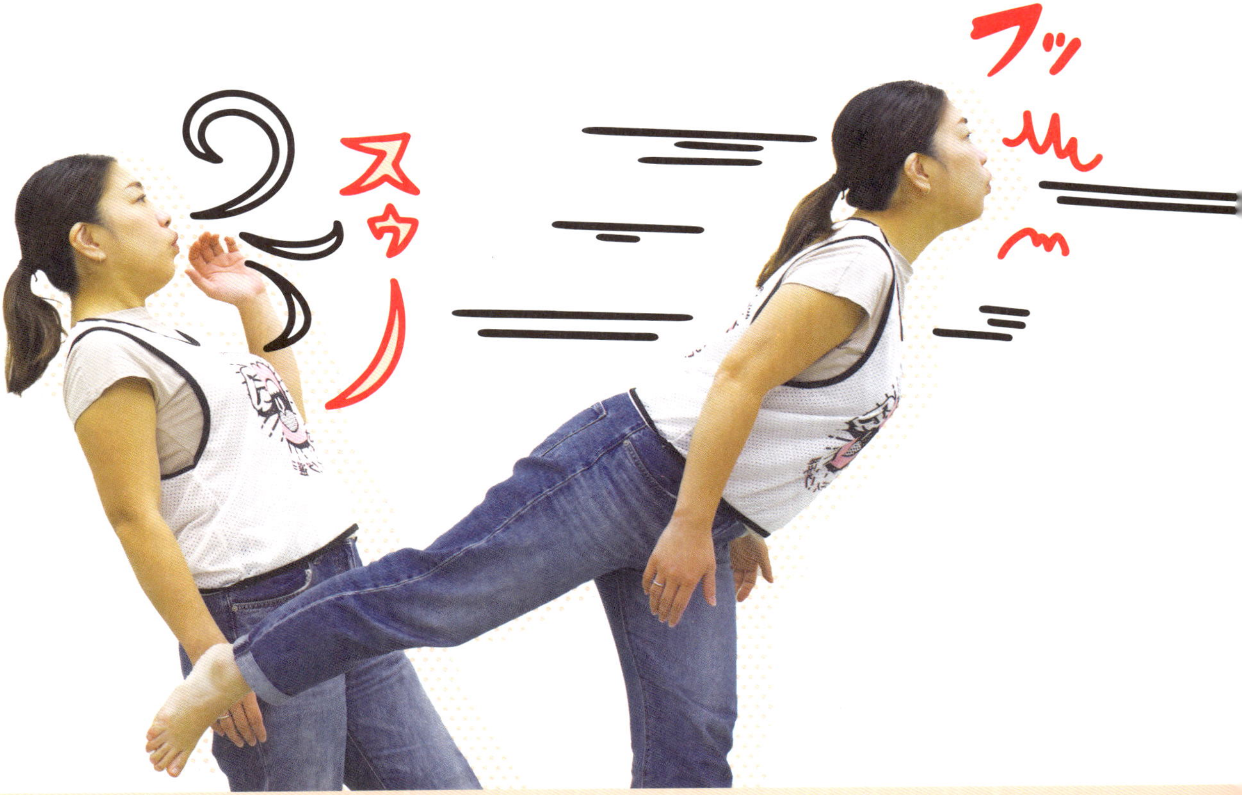

効果

呼吸機能の改善
口を閉じる力をつける

準備するもの

果物の種
空き缶（的になるもの）
メジャー

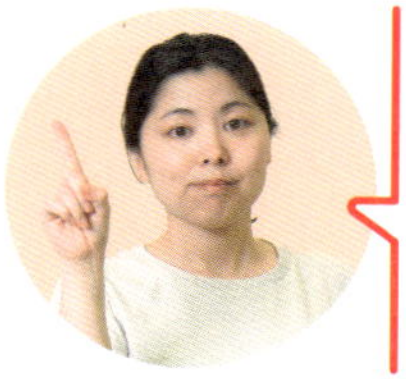

楽しむコツ

梅・スイカ・サクランボ・桃など、
いろんな大きさの種を使ってOK

種を誤って飲み込まないように注意しましょう

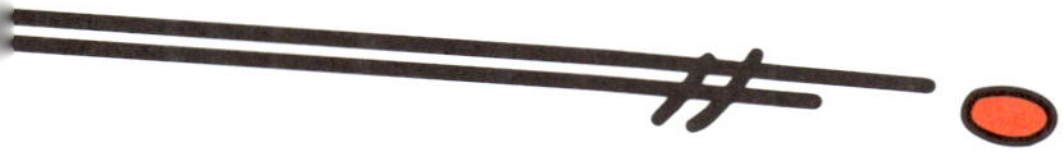

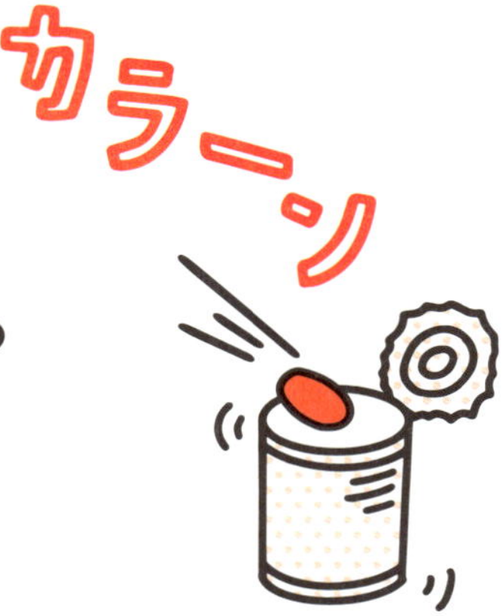

的の位置や大きさを調節しながら ホールインワンが狙える距離を 見極めて設定してね

ポイント

深く大きく吸い込んだ息を力強く吐くことで、口に含んだ種を思いきり遠くまで飛ばします。足を踏み込んで、お腹にも力を込めて、全身を使います。口元はすぼめ、的に狙いを定めて、ホールインワンを目指しましょう！

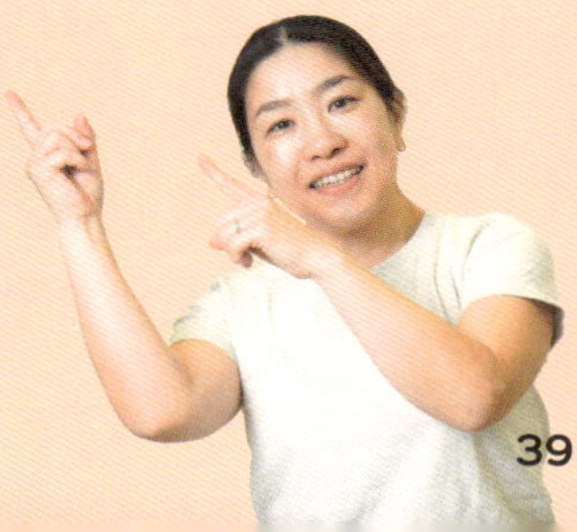

「くち」をうごかす

15 | 利き茶チャレンジ

味の似た飲み物を３種類用意して、何を飲んだか当ててみよう。いつもより味覚を研ぎ澄まそう！

1

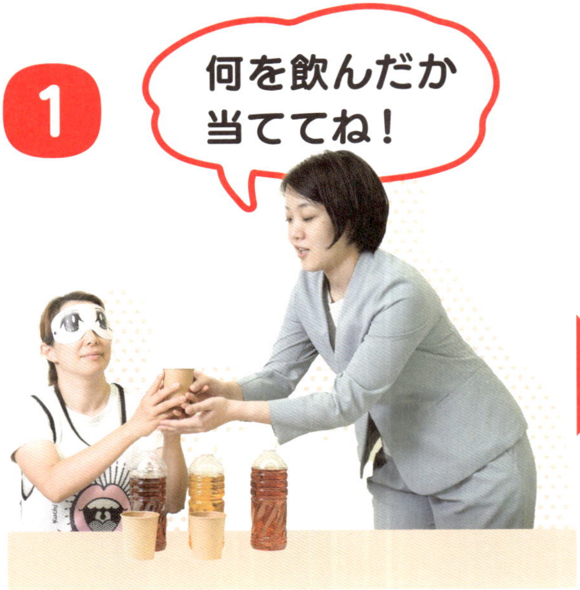

目隠しした回答者に、
1種類飲み物を渡します

2

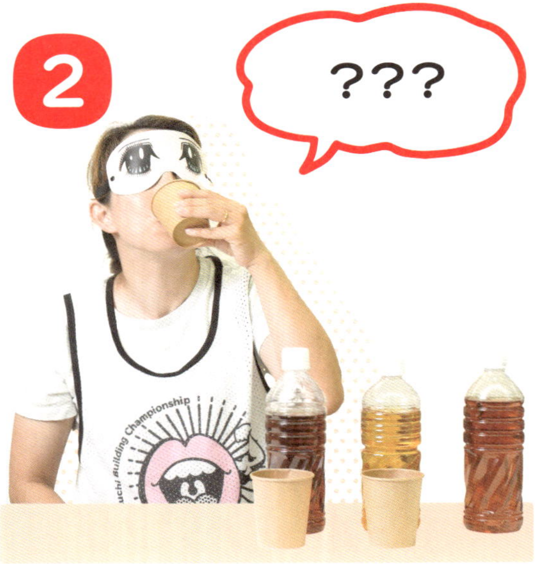

３種類のうち
どれかを考えて…

効果

味覚のチェック
食事が楽しくなる

準備するもの

アイマスク
３種類の飲み物
コップ

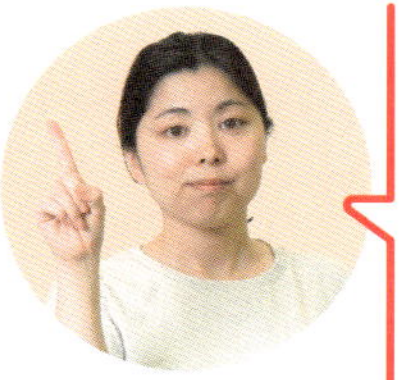

楽しむコツ

家族や仲間とやると大盛り上がり。お茶以外にも、甘味（ジュース）やうま味（だし）など様々な味で試してみましょう

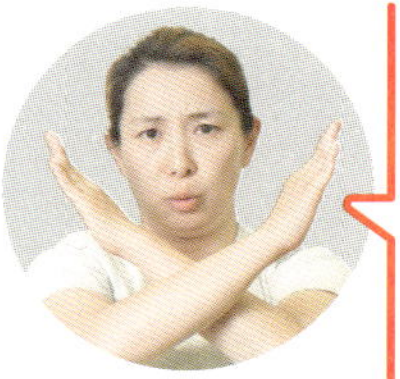

NG

塩分多めのスープなどは避けます。むせてしまったらやめましょう

3

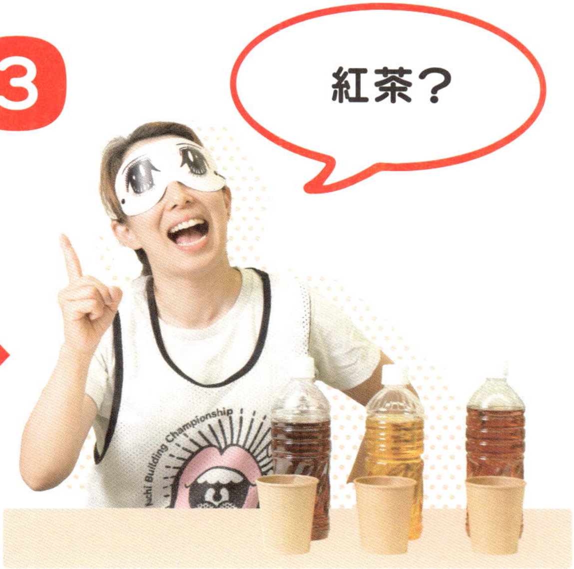

正解だと思うお茶の種類を答えます

4

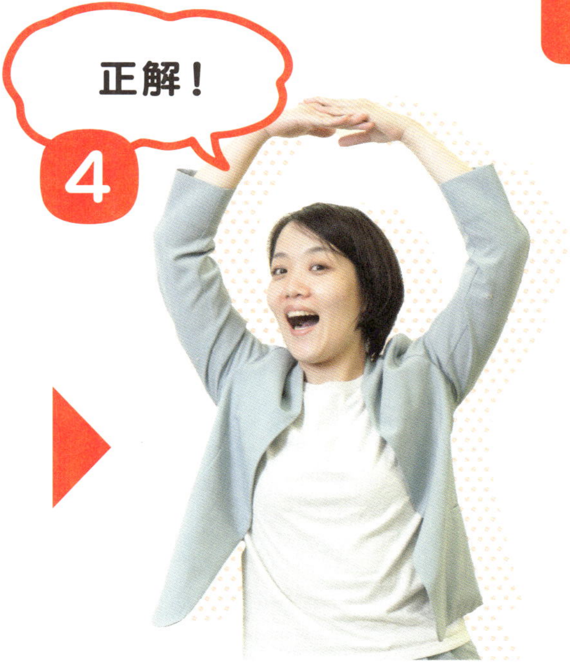

最後に答え合わせ！

ポイント

いつの間にか、味音痴になっていませんか？ベロが汚れていると味覚が落ちます。また、加齢に伴って味蕾《みらい》が少なくなったり、衰えたりして味覚が鈍感になっていきます。普段は意識しない微細な味の違いに意識を向けて、ベロのコンディションをチェック。＊誤嚥のリスクのある方は控えましょう。

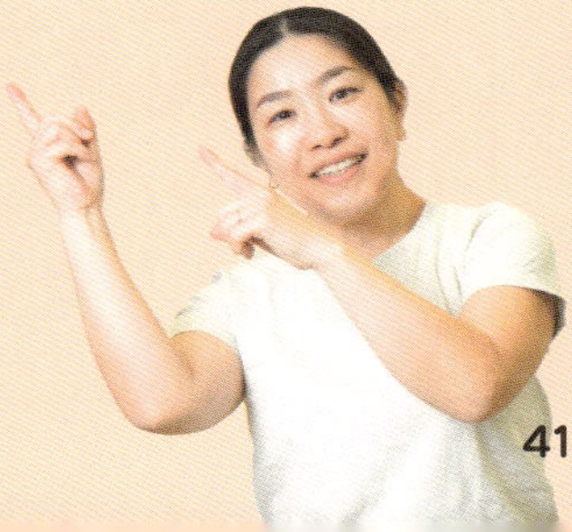

「くち」をうごかす

16｜飲み込みません噛むまでは

すごろくのマスを進めながらお寿司などを食べてみよう！食べ方のくせや苦手なところに意識を向けましょう！

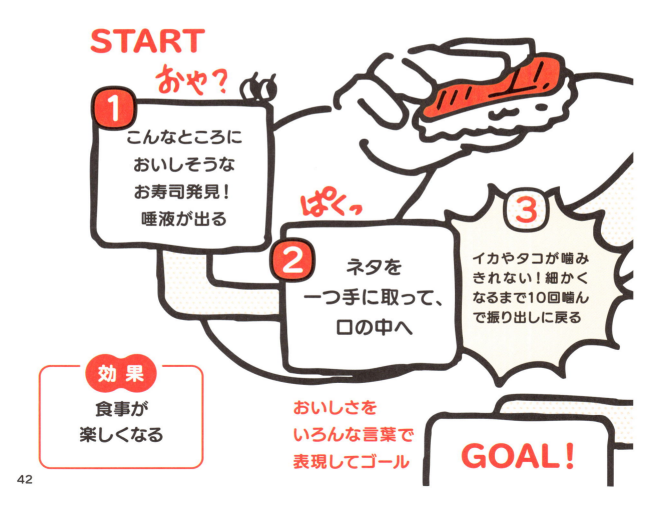

効果

食事が楽しくなる

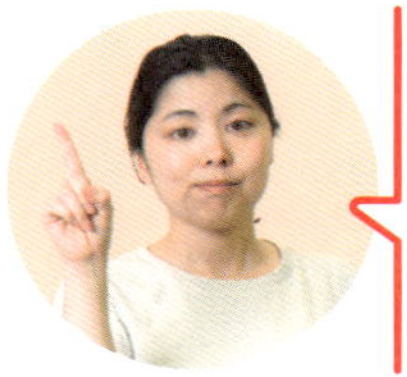

楽しむコツ

すごろくに隠された、嚥下の5つのステップ(p.6)を見つけられるかな??

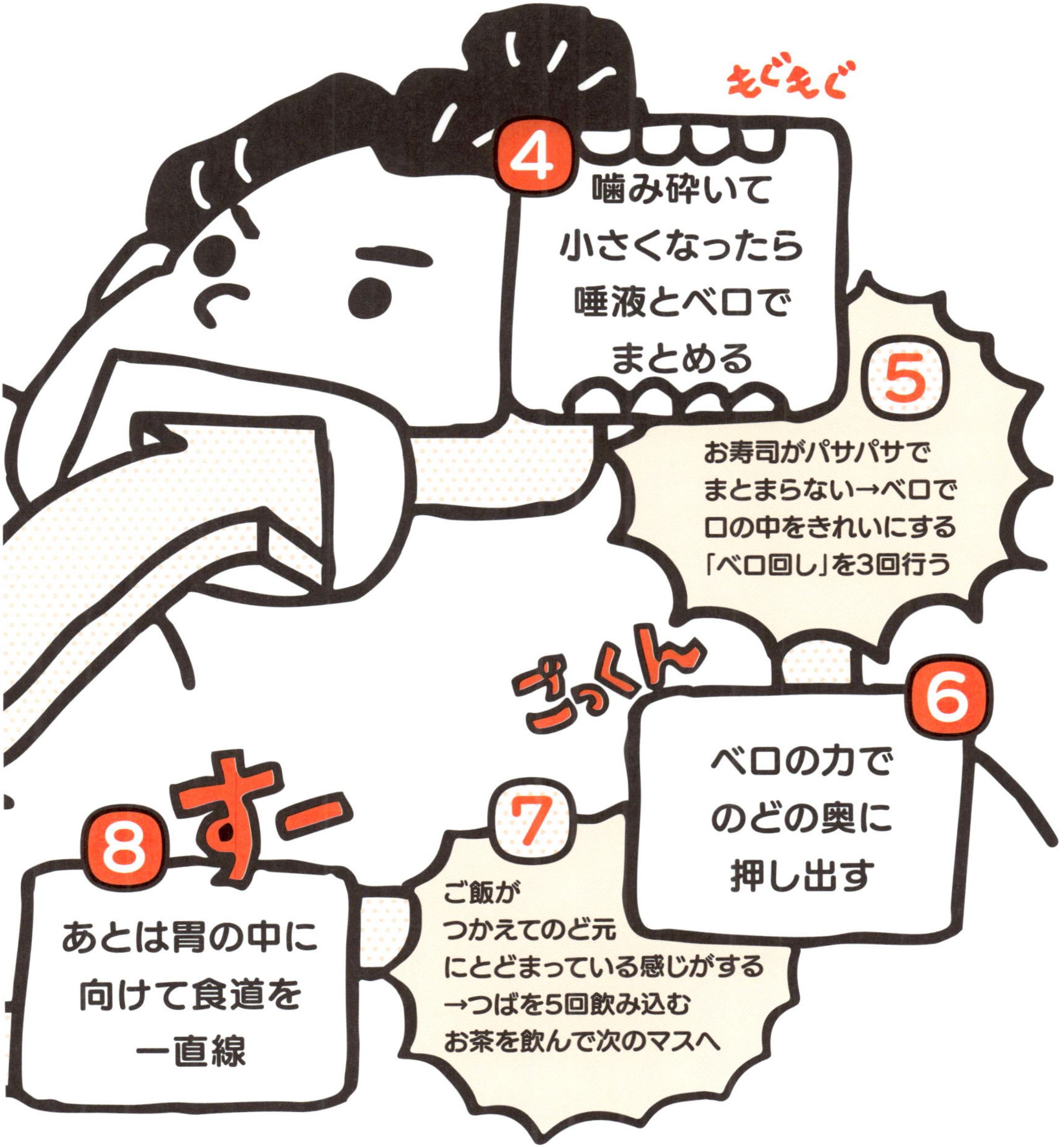

もぐもぐ
4 噛み砕いて小さくなったら唾液とベロでまとめる
5 お寿司がパサパサでまとまらない→ベロで口の中をきれいにする「ベロ回し」を3回行う
ごっくん
6 ベロの力でのどの奥に押し出す
7 ご飯がつかえてのど元にとどまっている感じがする→つばを5回飲み込む お茶を飲んで次のマスへ
すー
8 あとは胃の中に向けて食道を一直線

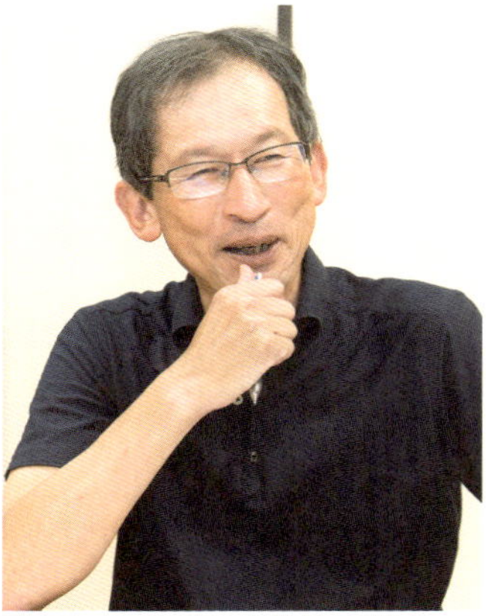

アドバイザー

訪問歯科の草分け的存在！五島朋幸歯科医師へのGNCインタビュー

五島 朋幸　ごとうともゆき

ふれあい歯科ごとう代表、新宿食支援研究会代表、日本歯科大学附属病院口腔リハビリテーション科臨床准教授。ラジオ番組『ドクターごとうの熱血訪問クリニック』パーソナリティーも務める。

インタビュアー

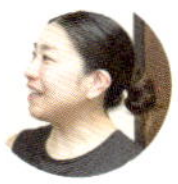

清水

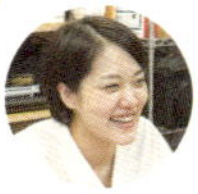

菊川

GNC：訪問歯科や食支援を始めた経緯を教えてください。

五島：**訪問診療を始めたことが、すべての始まり**です。外来で診療をしていると患者さんを「治して終わり」でしたが、訪問診療に行ったら、「入れ歯を入れたけど上手く食べられません」という人が出てくる。外来では治療が終わると患者さんは来なくなるから、「食べられるかどうか」まで分からなかったのです。そこから**「治す」だけでなく「食べる」ところまで診るように**なりました。当時は、日本の摂食嚥下障害に対するリハビリテーションは始まったばかりで、ゼロから勉強を始めました。

GNC：先生が訪問診療にのめり込んでいった理由はなんですか。

五島：外来と訪問では、同じ成果を出しても喜ばれ方が違います。入れ歯ひとつをとっても、外来だと患者さんは持って帰るだけだけど、訪問だとその場で何かを食べてみようとなり、**実際に食べられる様子を見て家族全員が喜ぶ場面をご一緒できるんですから！**

GNC：2000年前後くらいから、先生は多職種の分野との連携を図っていかれましたね。

五島：歯医者である僕が訪問した時は食べられるけど、いない時は食べられないという人も少なくなかったので、他の職種の方と一緒にやれることを考えるようになったのです。本当に食支援ができるようになったのは2009年ごろからかな。1人でやっていた頃は、ゼリーを食べることを目標にしていたような患者さんが、多職種で食支援をするようになってからは、普通食を目指せるようになっている。**これが多職種の醍醐味**ですよね。

GNC：先生にとって「食支援の魅力」ってなんでしょう。

五島：食べることは生きること。食べられなかった人が**食べられるようになることは**、ものすごい人生の変化なのです。**止まっていた時計を動かしたみたいなインパクトがあります。**

GNC：ところで、先生が人生の最後まで食べたいと思っている大好物はなんですか？

五島：酢豚。**僕は酢豚研究家です（笑）。**昼はほとんど外食なのですが、ここ新宿区は中華料理店が多い。初めて入るお店で、どんな店かなと思ったらまず酢豚を食べます。肉よりも野菜がざっくり切ってあるのが好きです。

GNC：長く食べ続けるために心がけていることはなんですか。

五島：体力は落とさないようにしています。ちょこちょこ走ってるし、訪問は自転車で1日15㎞ぐらい走っています。13時まで外来をしているので、訪問は14時～17時、1日3～5軒くらいをまわります。それでも、むせることはありますよ。いやぁ、順調に衰えが来たなと（笑）。少し水を飲んで、姿勢を変えれば治りますけどね。

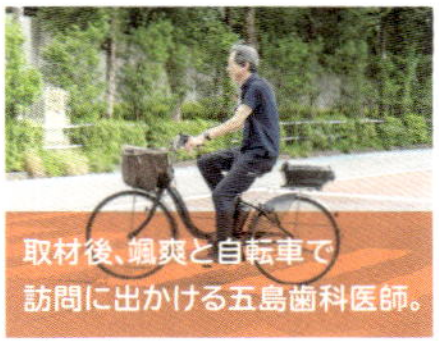
取材後、颯爽と自転車で
訪問に出かける五島歯科医師。

五島歯科医師の推しプログラム

GNC：先生の「イチ推しプログラム」を教えてください。

五島：なんといっても、**黒ひげべロリ（p.12）。**最初見た時に衝撃的でしたよ。普通に難しいなと思います。**ベロを上に動かす動作って、普段あまりやらない動きです。**横に動かすことはあるけれど、「上向きの動きは無理だろ」って思いました（笑）。スピードもベロの力も両方が必要。これって、嚥下の観点からも理にかなっているのです。

GNC：このプログラムは、くちビルディング選手権®ができた当初からずっとやっていて、やらない回はないですね。初めて見ると、皆さん簡単にできそうだと思うのですが、実際にやると意外とできないということに気づくギャップもおもしろいプログラムです。

五島：あと、**あっち向いてベー！のふたりバージョン（p.34）。これは、ベロの動きに方向性があるのでいいと思います。**最初は、「え、どっち？」ってなるから、「もっと右だよ、右！」と声を掛け合いながらやってもらうと、ベロをしっかり動かすモチベーションにもなるので、いいですね。

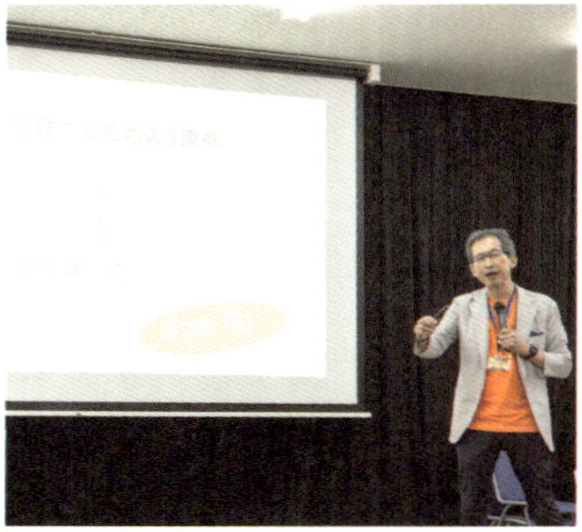
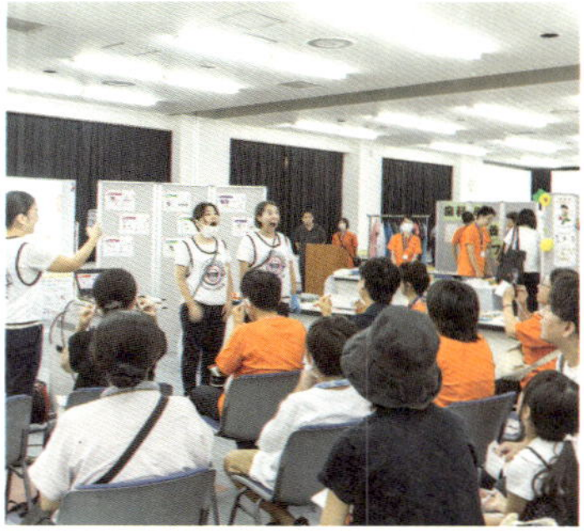

2017年に「最期まで口から食べられる街づくり」を実践するために開催を始めたタベマチフォーラム。GNCも参加してプログラムを開催。

GNC：プログラムをしっかり行うことはもちろんですが、そこでコミュニケーションが生まれるのがいいと思っています。やはり「食べること」はベロの機能が中心になりますか。

五島：噛む力と、ベロまわりですね。このプログラムは、ベロの巧緻《こうち》性にとてもいい。ベロを意識するからね。ベロが弱いと、口の中で食べ物をまわせなくなってくるので、硬いものを食べられなくなってきます。**必要なのはベロの奥の力なので、前に出すとか上に上げるという動作は効きますよね。**

GNC：初めて「くちビルディング」を知った時の感想を教えてください。

五島：**衝撃！その一言でした。**「そうくるんだ」と思ったのが第一印象です。世の中には、健康体操がいっぱいあるじゃないですか。それらとは、もう、コンセプトが違いますよね。

病院で外来診療しかやっていない医者から見ると、「ああ、予防ね。健康体操はそこの公民館でやってるよね」で終わってしまうのですが。**問題は、「落ち際は気づきにくい」ということなんです。**機能が落ちた時には気づけるけど、気づいた時にはもう遅い。だから落ち際を叩くというのが、めちゃくちゃ大切なんです。**くちビルはみんなでやってみて、ちょっと他の人よりできなければ「あれっ、弱ってるのかなぁ」と気づくことができる。**しかも、プログラムの中に競争があると、男性も参加する。そこがいい！僕らができなかった部分をやってくれてありがとう！と言いたい。

GNC：最後に読者の方にメッセージをお願いします。

五島：**それぞれのプログラムの「動き」や「目的」が、何がよくって、何のためにやっているのかを理解していただきたい。**「カテゴリ1　『くち』をうごかす」（p.9〜43）だったら、ベロの運動がたくさんあるな、ベロって大切なんだな、と思いながらやって欲しいですね。**後は、「楽しくなければ続けられない！」ので、ご自身が楽しいと思うものを、ぜひ続けてください。**

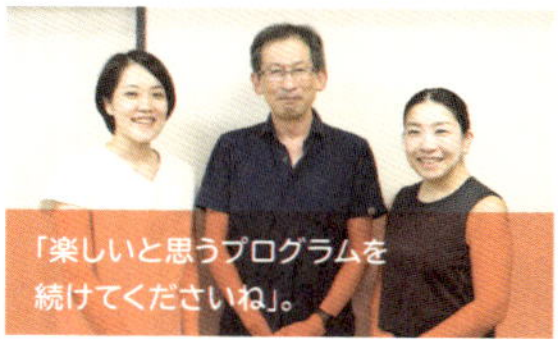

「楽しいと思うプログラムを続けてくださいね」。

No.17〜29

「こえ」をだす

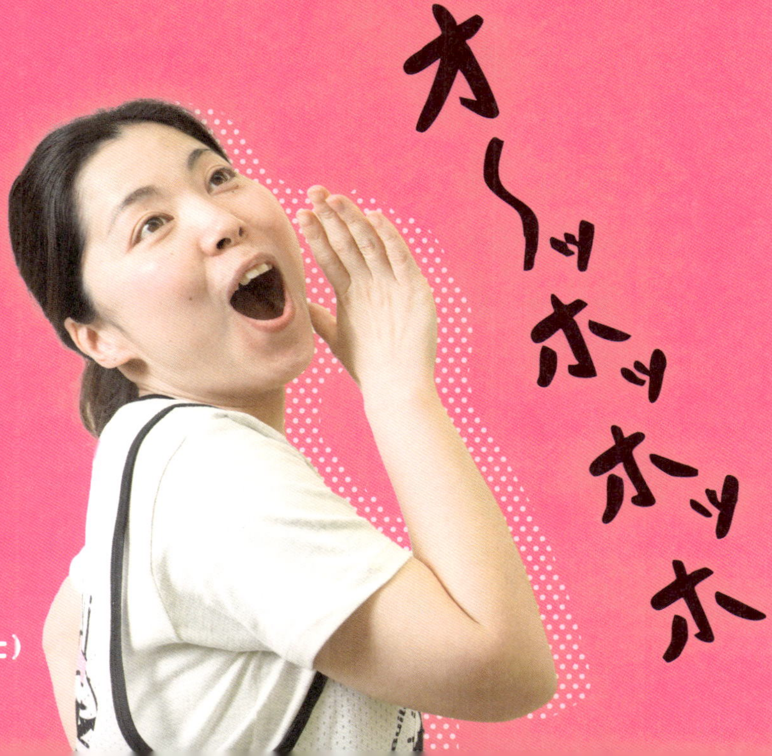

ポイント解説者
児島 満里奈（理学療法士）

17 | はやくちビル

噛まずに3回、言ってみよう！

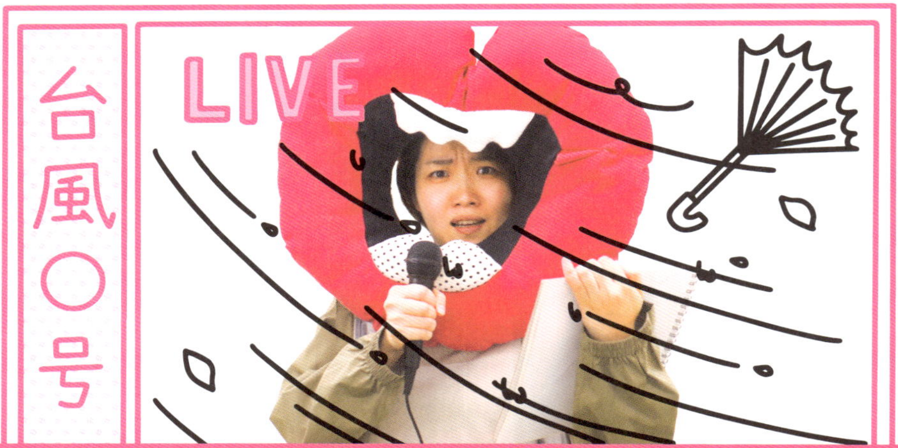

お題

くちビルさん　カゼニモマケズ

視聴率獲得中《しちょうりつかくとくちゅう》

効果

滑舌がよくなる

準備するもの

なし

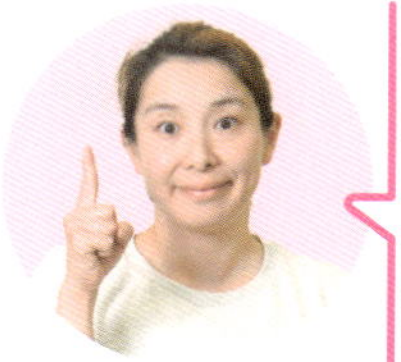

楽しむコツ

スマホで録画や録音しておくと楽しめます。記録をつけておくことで見返した時に効果も実感できて◎

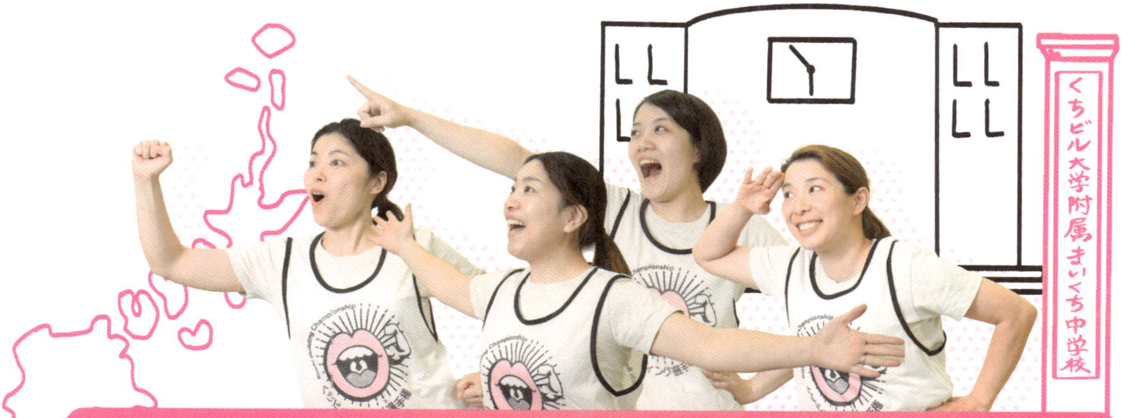

お題

くちビル大学附属《だいがくふぞく》まいくち中学校《ちゅうがっこう》
午後5時50分《ごごごじごじゅっぷん》、五島列島《ごとうれっとう》へ
修学旅行《しゅうがくりょこう》にレッツゴー！

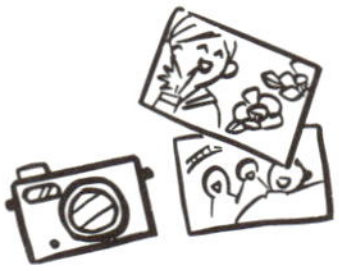

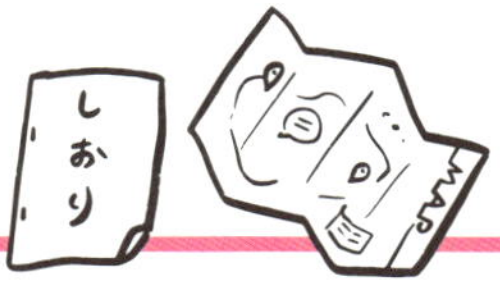

ポイント

はやさを目指すのではなく、しっかり発音しましょう。なめらかに3回言えるといいですね。はやい、普通、遅いなど、スピードを変えてやってみましょう。
どの音が言いにくいかチェックしてみましょう！もしかしたら、いつも同じ音で間違えているかも！？

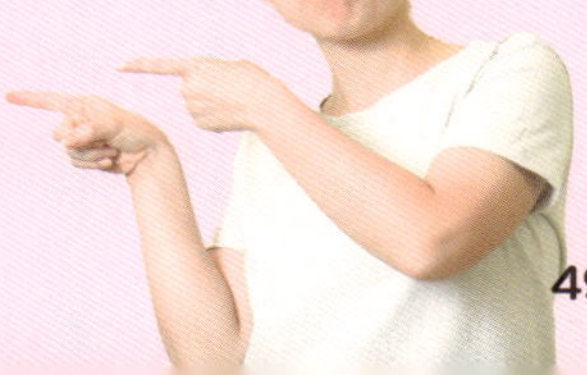

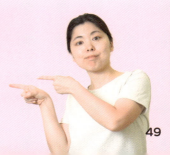

18 ｜ 滑舌川柳

パタカラ体操をご存じですか？口腔機能の低下を予防する発音を、俳句のリズムに乗せてたくさん言ってみよう！

～パの段～

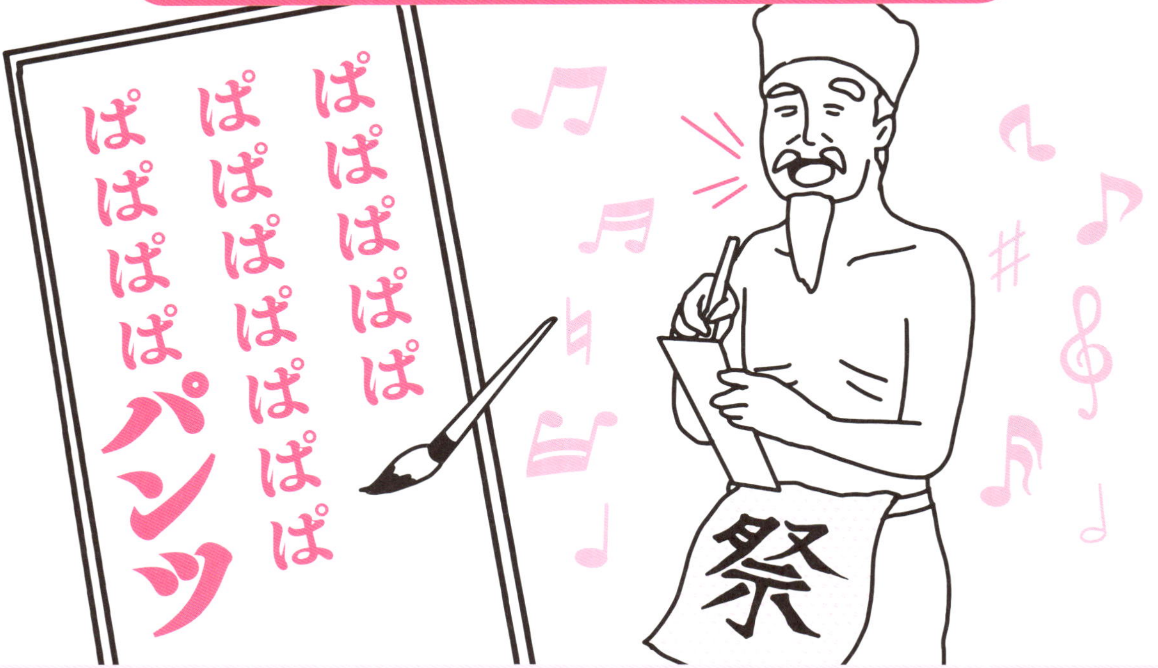
ぱぱぱぱぱ
ぱぱぱぱぱぱぱ
ぱぱぱぱパンツ
祭

効果

滑舌がよくなる
発声がよくなる
口・ベロの動きをスムーズにする

準備するもの

なし

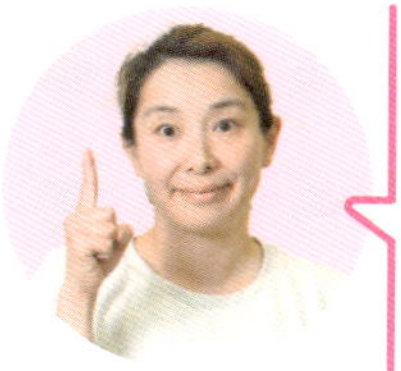

楽しむコツ

「パ行」「タ（ダ）行」以外にも、
「カ行」「ラ行」でも挑戦してみましょう！

～デの段～

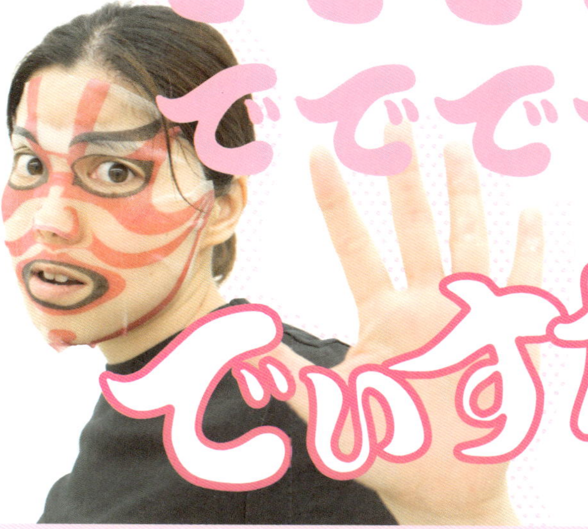

ででででで
でででででででで
でぃすたんす!

ポイント

楽しく口腔機能が鍛えられるプログラム。発音する時は、口のどの部分が動いているかを意識するとより効果が高まります。「パの段」は唇、「デの段」はベロの先の部分の動きを意識しましょう。下句の最後の1語は、自由に変更してみましょう！何を言うかを考えることで頭の体操にも◎

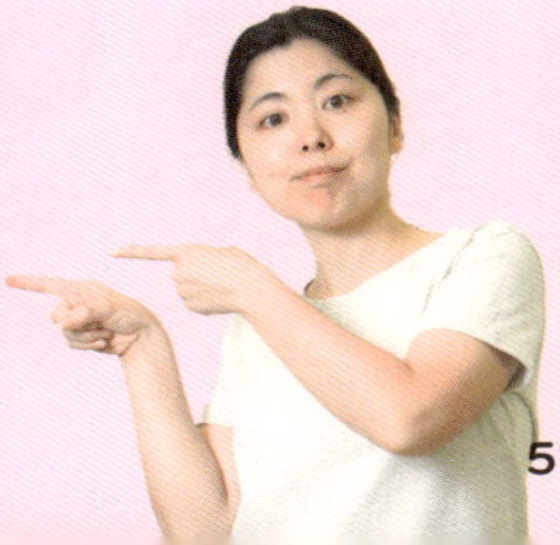

「こえ」をだす

19 | とらん屁゜《ぺ》っと

頬にためた空気を口をすぼめてゆっくり吐き出そう。突き出した口先からトランペットのような音を奏でてみよう！

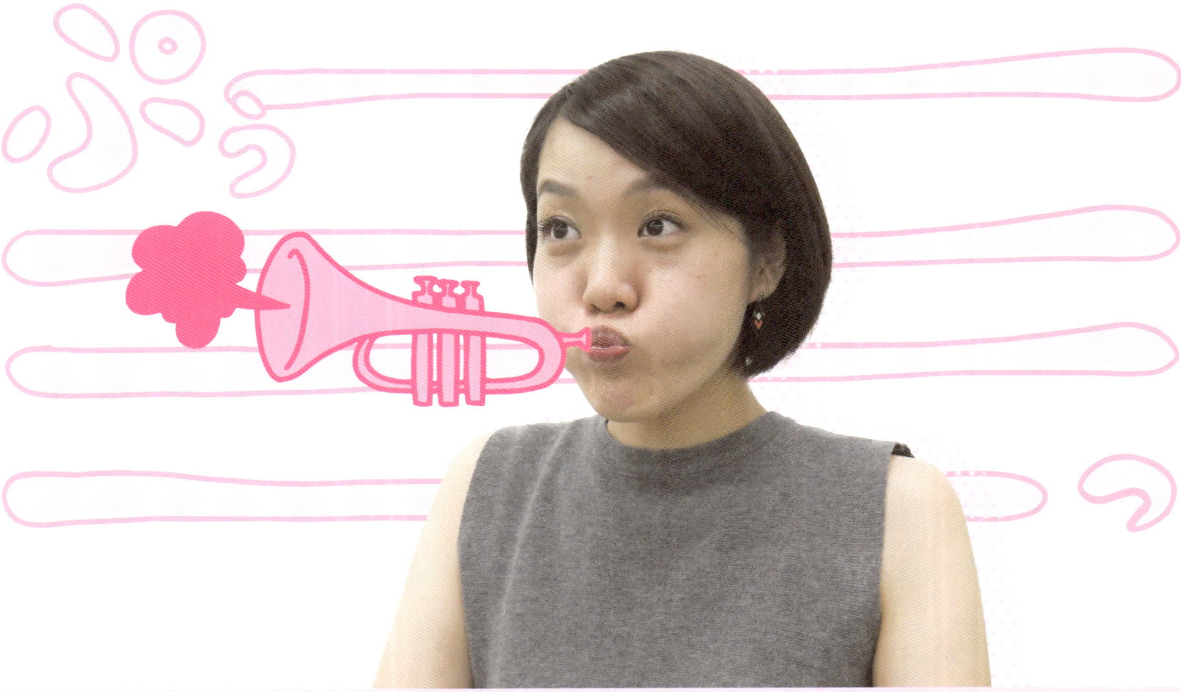

効果	準備するもの
呼吸機能の改善	なし

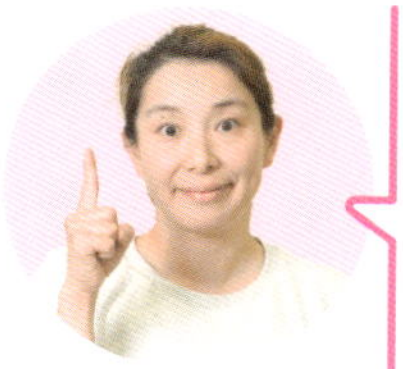

楽しむコツ

何秒間、音を出し続けられるか
自己記録に挑戦してみよう!

頬を指で押しながら
空気をゆっくり
出すのもOK!

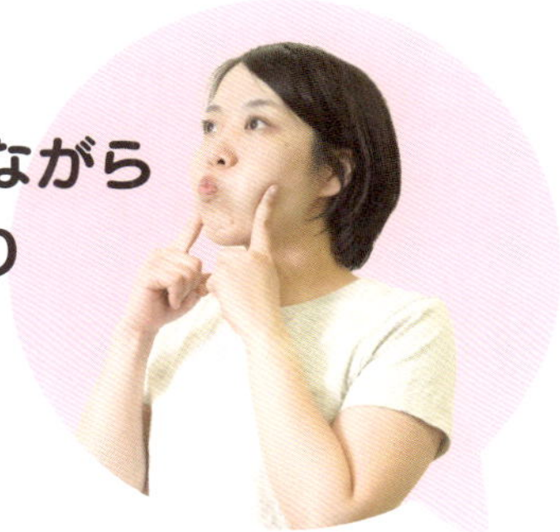

大きく息を
吸います

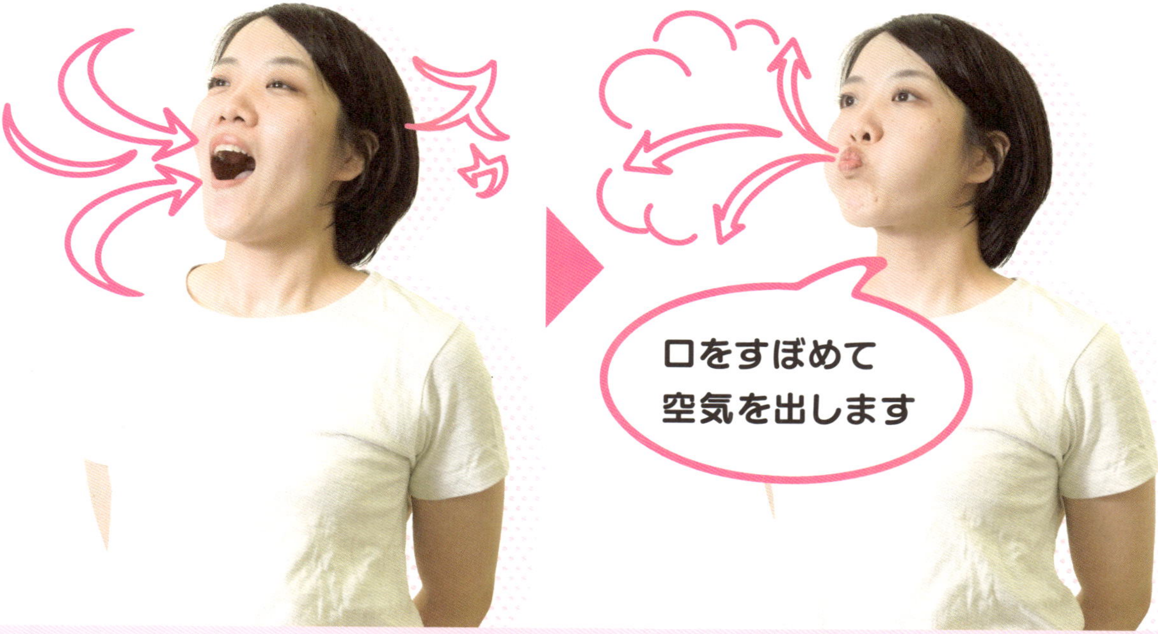

ポイント

できるだけ、長～く、細く、フーッと息を出しましょう。筋肉が衰えてきていると、息を長く吐き出し続けることが大変になります。呼吸は嚥下と密接にかかわっています。
苦しくなりすぎないように注意しましょう!

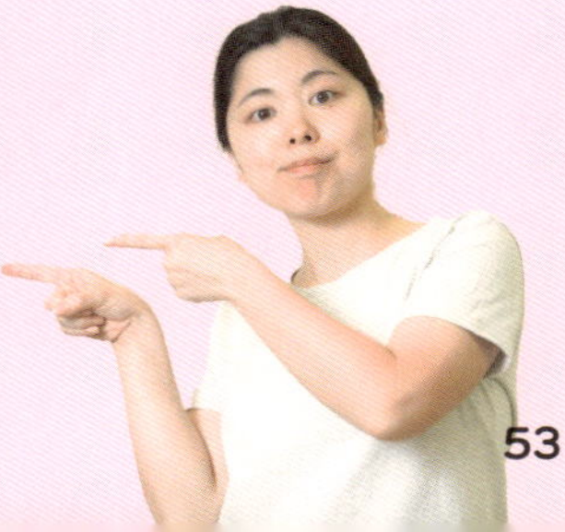

20 | 目指せ、ブロードウェイ！

あなたは期待の新人俳優。演出家の３つの設定に応えてセリフを言ってみよう。声に大きく抑揚をつけて表現力を見せつけよう！

違いを出すのが難しい時は、
アクセントの位置を変えてみて

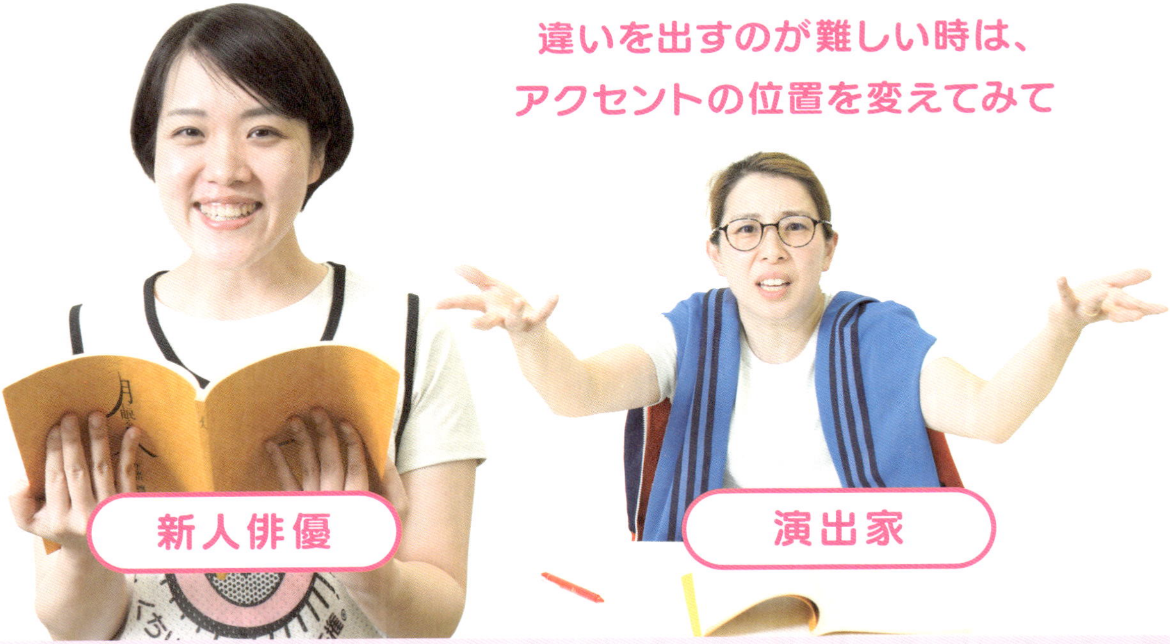

効果

表現力が上がる
楽しむ心が刺激される
発声がよくなる

準備するもの

なし

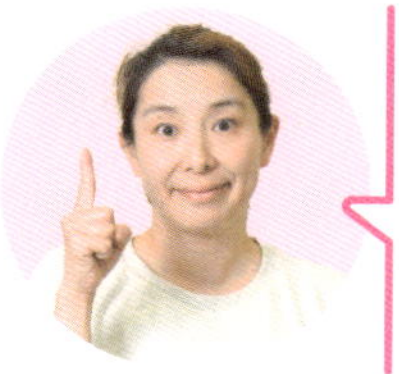

楽しむコツ

大きい声でやってみると、恥ずかしさも吹き飛びます。「驚いたように」「悲しそうに」など、他の演出プランも試してみよう！

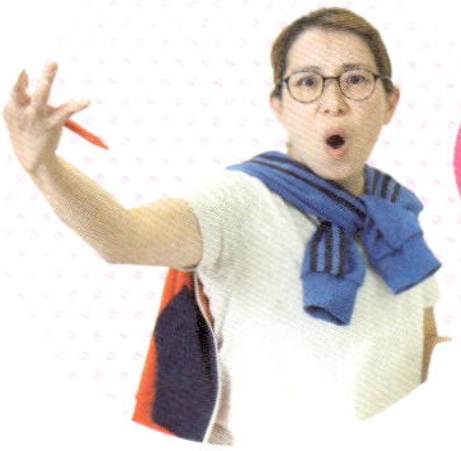

高らかに宣言するように！

吾輩は猫である

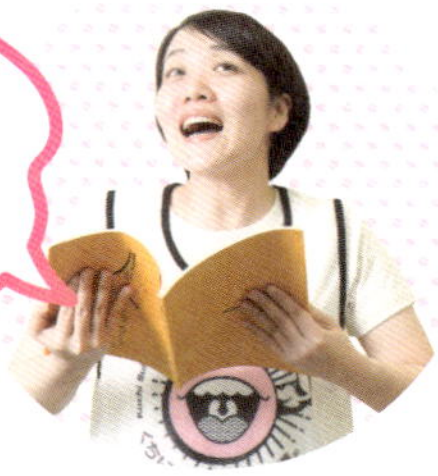

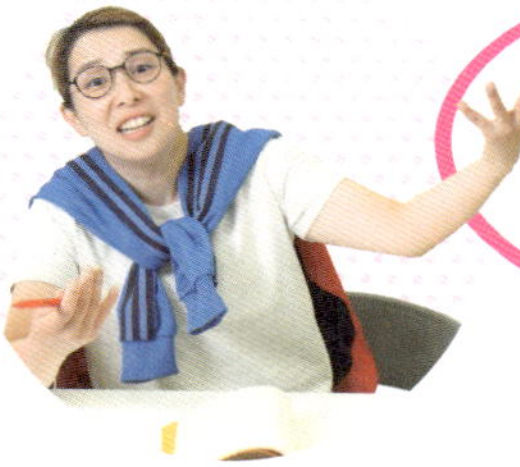

楽しそうに!!

吾輩は猫である

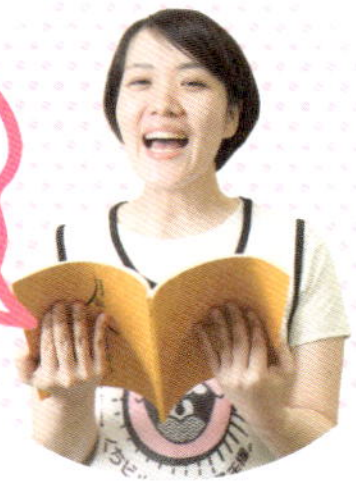

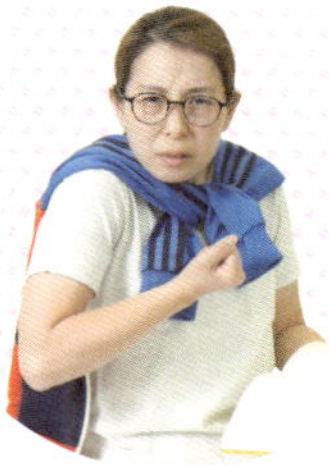

絶望したように!!!

吾輩は猫である

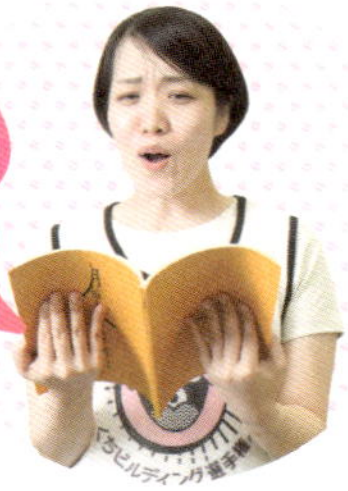

ポイント

声だけでなく、身振り手振り、表情もつけながらやってみましょう。声のトーンや抑揚を意識すると、それぞれのセリフに違いが出てきます！抑揚をつけて話すことができると、話す時に感情が相手に伝わりやすく、コミュニケーションがとりやすくなります。

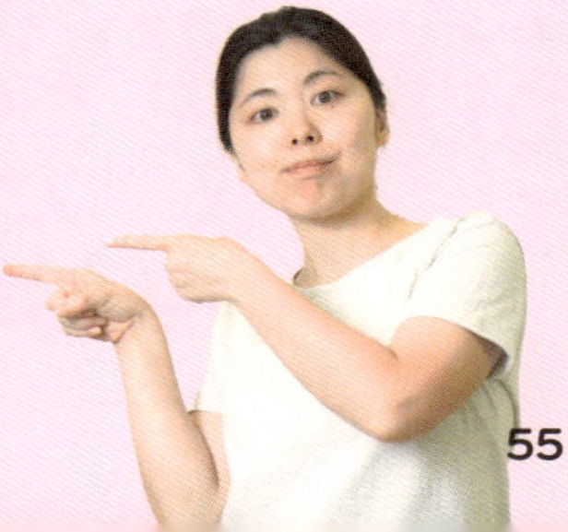

「こえ」をだす

21 ｜ 笑う門には福来る

**いろんな声で「笑い」を表現してみよう！
誰も見ていないから大丈夫！大きな声で？小さな声で？
あえて大げさにリズムをつけてやってみよう！**

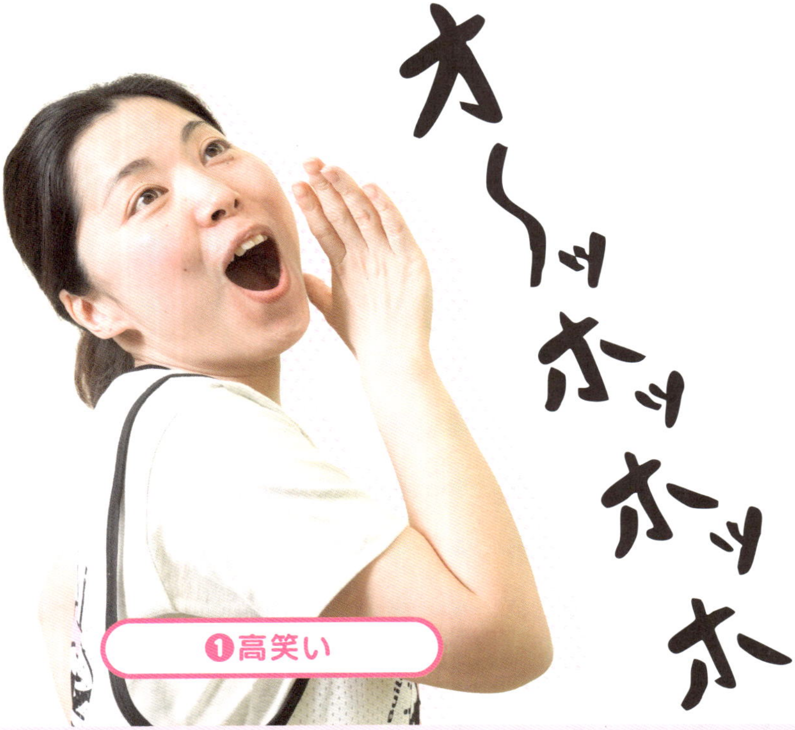

❶高笑い

効果

表現力が上がる
楽しむ心が刺激される

準備するもの

なし

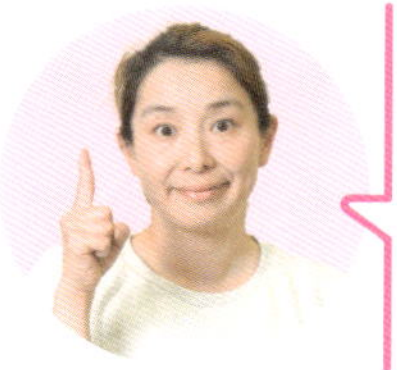

楽しむコツ

ここには書かれていない「笑い方」を見つけて、オリジナルの笑い方でも挑戦してみましょう！

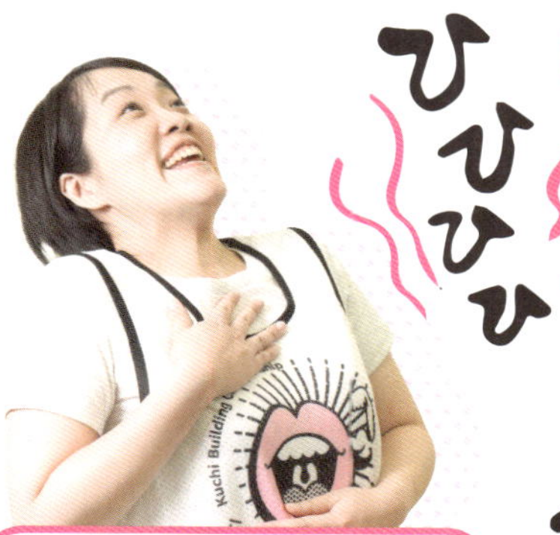

❷引き笑い

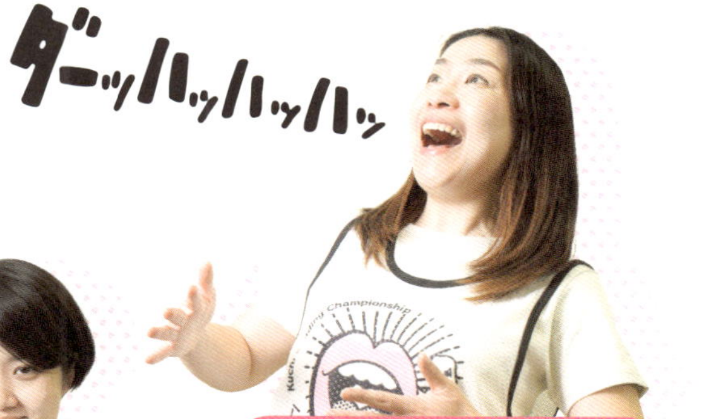

❺大笑い

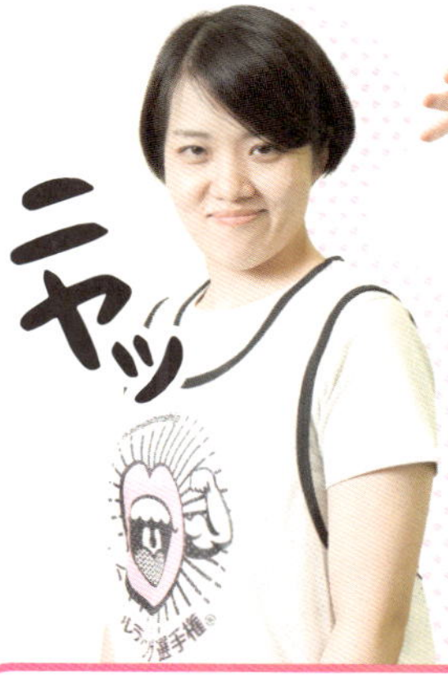

❹嫌味な笑い

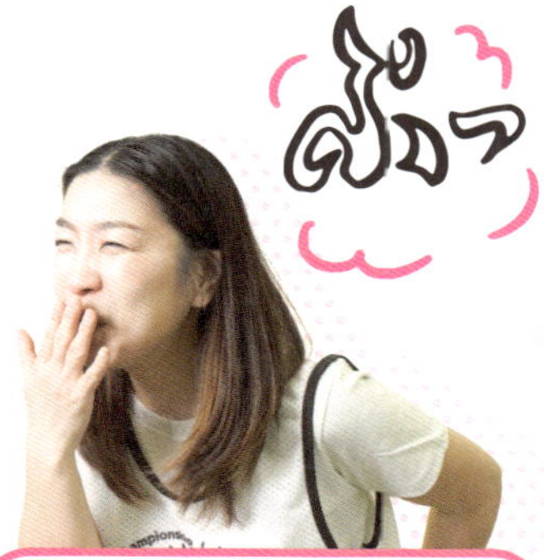

❸思い出し笑い

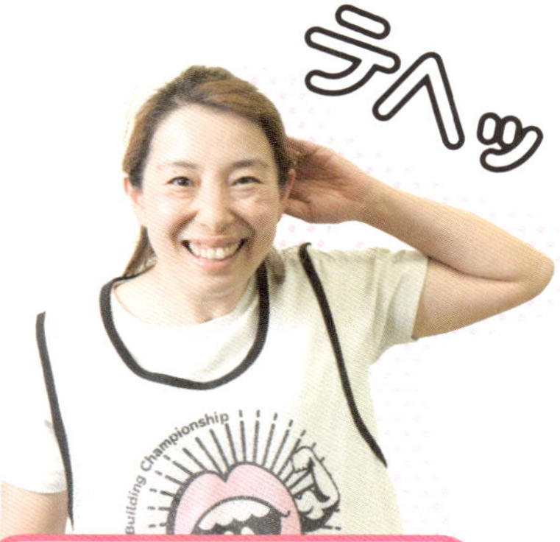

❻照れ笑い

ポイント

呼吸を整えて、大きく息を吸い込んでから始めましょう。笑い声の大小/強弱/抑揚に変化をつけながら、いろんな笑い方に挑戦するとさらによし！
身振りや手振りも交えて、全身で笑うと、もっとたくさんの福が来ちゃうかも!?

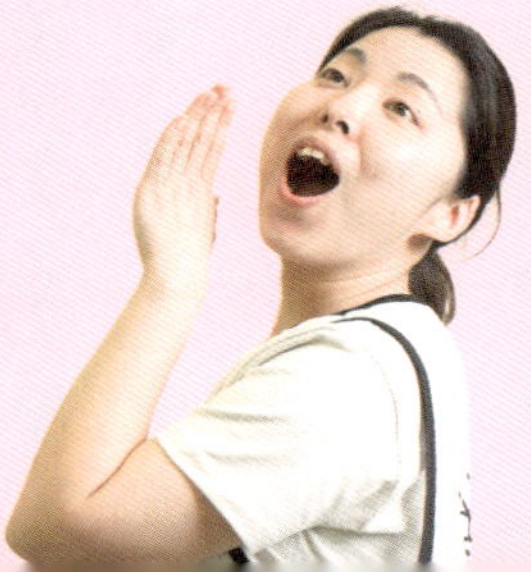

「こえ」をだす

22 ｜ ダジャレを言うのは誰じゃ！

挨拶代わりに一発ギャグ！
失笑覚悟で、あの人のこわばった表情を緩ませよう！

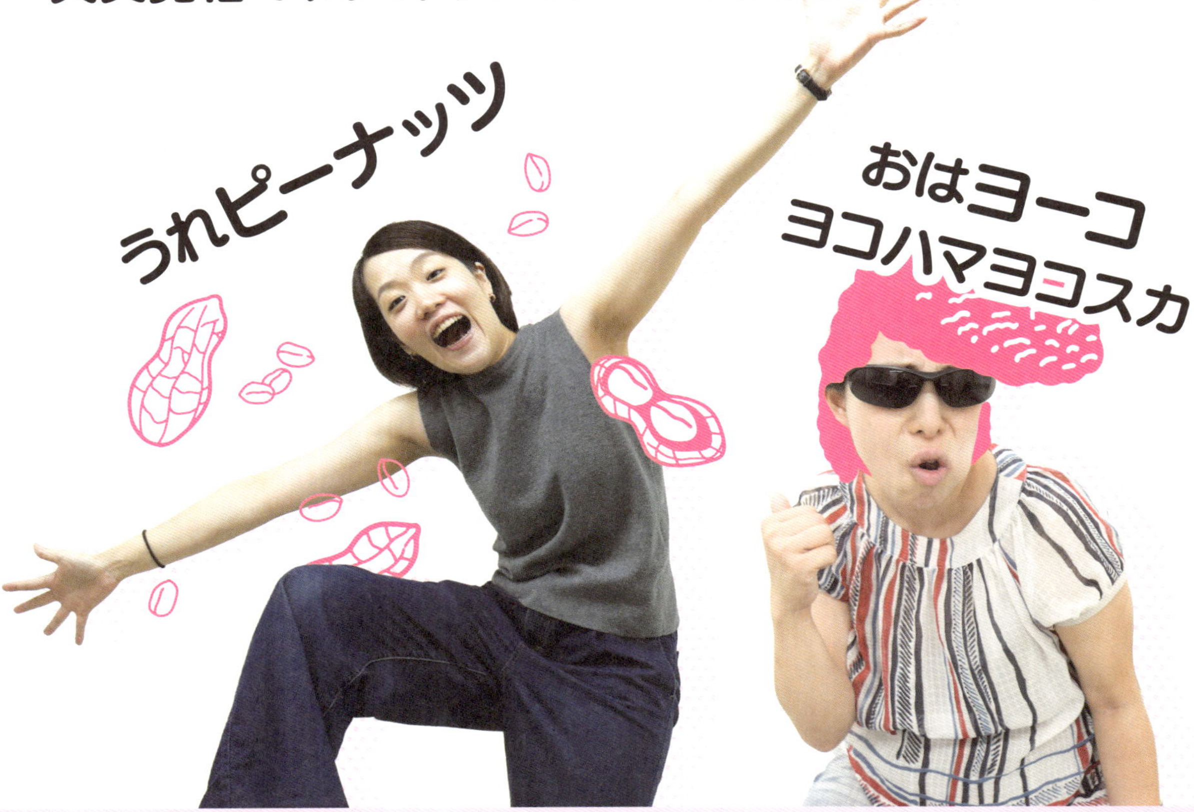
うれピーナッツ
おはヨーコ
ヨコハマヨコスカ

効果

楽しむ心が刺激される
表現力が上がる

準備するもの

なし

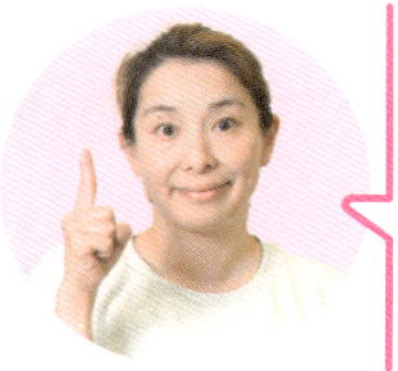

楽しむコツ

オリジナルのダジャレを考えて、まわりを爆笑！？
失笑の渦にしましょう！

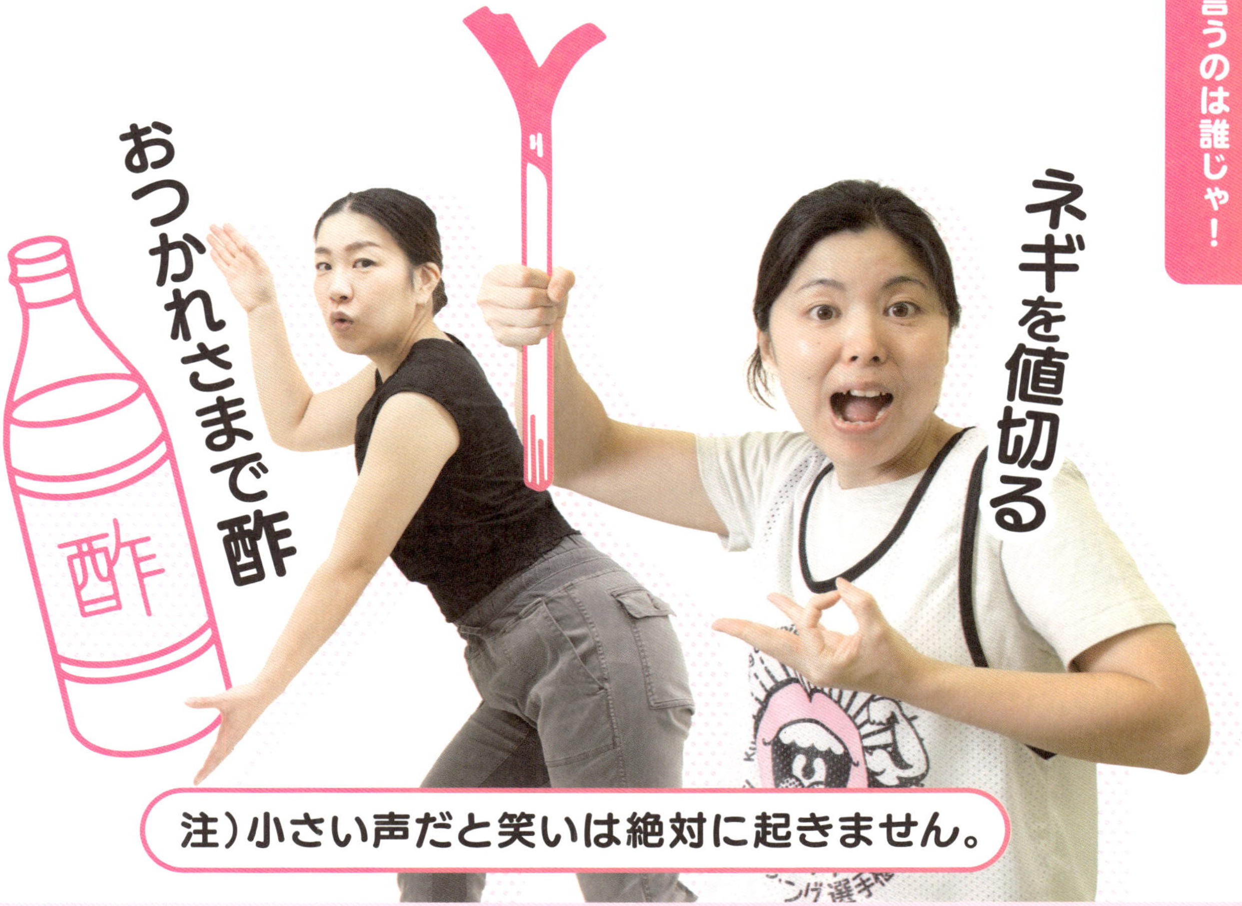

注）小さい声だと笑いは絶対に起きません。

ポイント

大きな声でハッキリと発音することがポイントです。その場の雰囲気を明るくするとともに、自分自身もポジティブな気分になってストレス発散ができるはずです。

＊重ねてになりますが恥は捨てて全力で挑戦してみましょう！

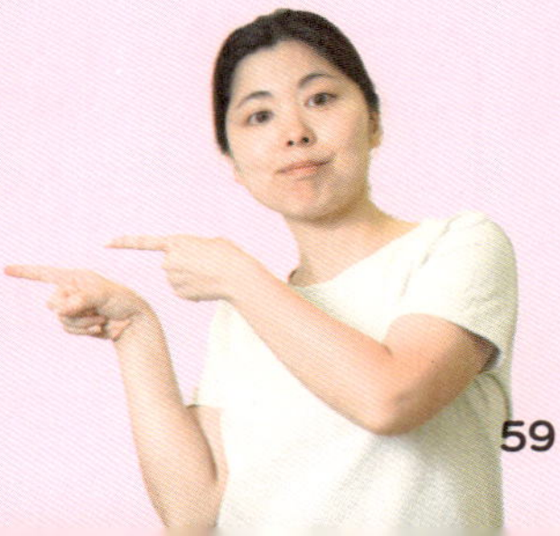

23 | タカラップ

ラップに挑戦！チェケラッチョ！！
令和のパタカラ言えるかな！？

宝求め 宝探し
行こうよ かの 宝島へ
勝ったら 届く
夢の宝
カラダのチカラ
満ち あふれ
ダカラ ラッパ
吹いて 前へ
宝の島へ 船を出そう

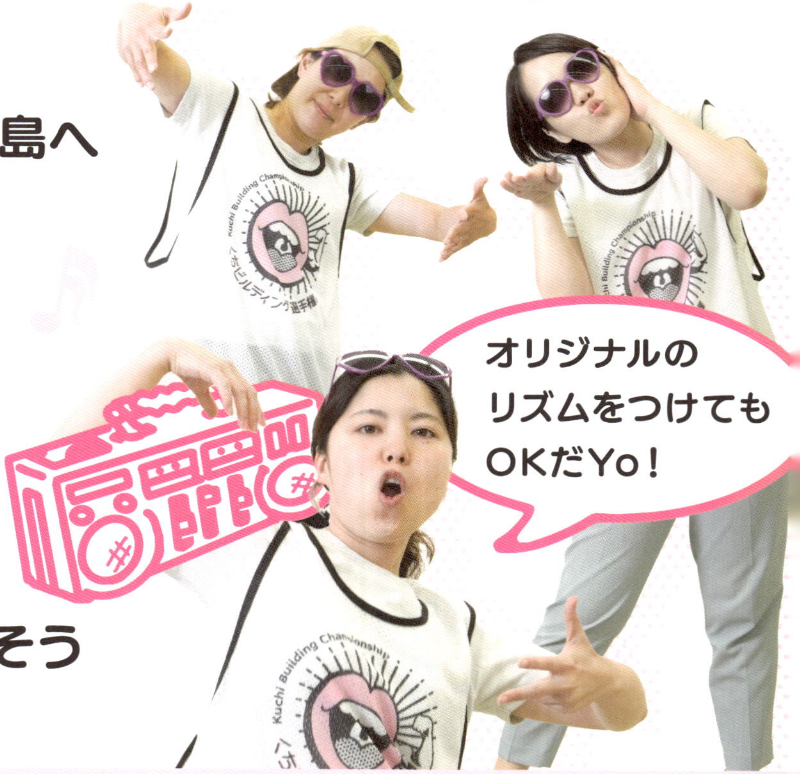

効果

滑舌がよくなる
表現力が上がる

準備するもの

なし

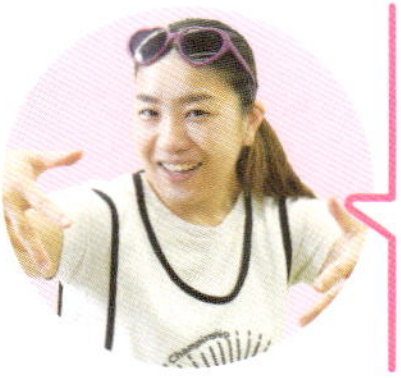

楽しむコツ

若かりし頃のとがっていた自分を思い出し、仲間と一緒に歌いましょう。動画もチェックして挑戦してみよう

宝塚 宝山
やっと 見つけた 宝箱は
開けたら ららら
カラだった

チガッた 気づいた
宝 ずっと
そばにいた
仲間が タ・カ・ラ!

だから みなで
高らかに Yeah!

共に歌おうぜ
タカラップ♪

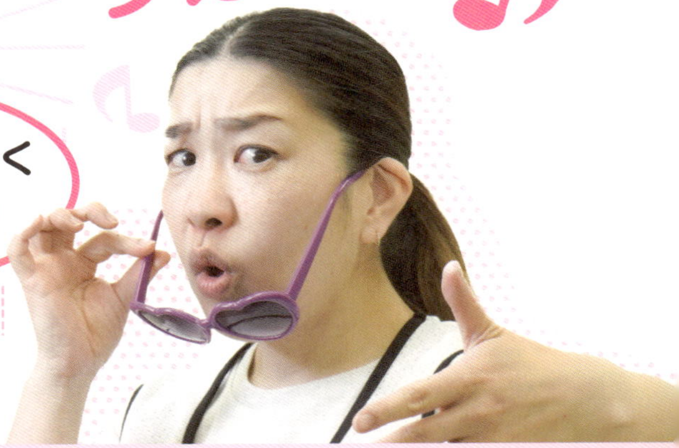

ポイント

パタカラ体操を盛り込んだラップで、口の体操をしましょう。「パ」「タ」「カ」「ラ」を含んだ語句をラップにすることで、発声やイントネーション、リズム感と抑揚も鍛えられます。

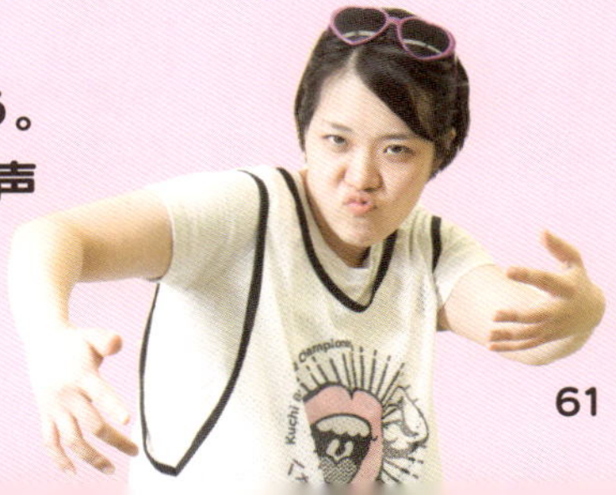

24 | ハッピー舌《タン》

声と手を連動させる、意外と難しい動きに挑戦！
「タ」の発音を意識しながら、「タン」のタイミングで
手拍子を打ってみよう！

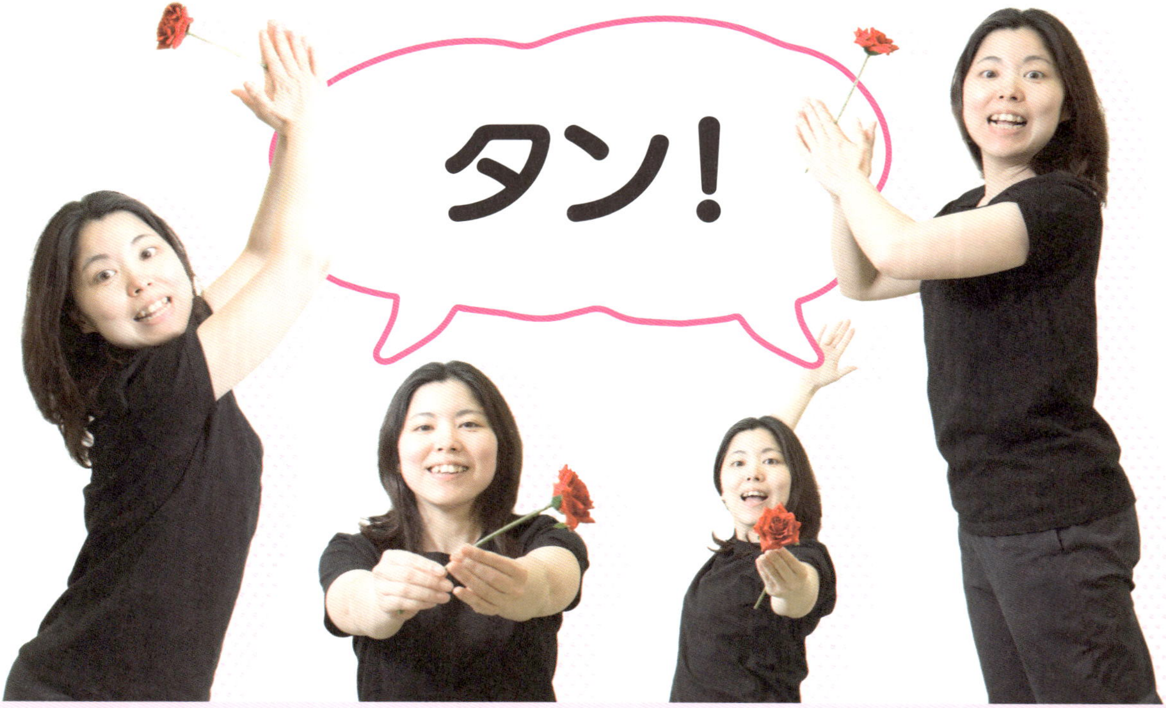

効果

ベロの力をつける
滑舌がよくなる
表現力が上がる

準備するもの

なし

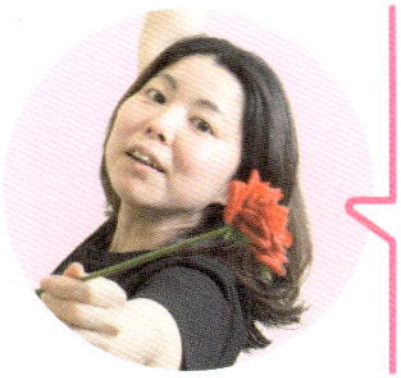

楽しむコツ

フラメンコを踊るように、
ノリノリで手拍子してみましょう

お題

簡単《かんたん》 ワンタン ナポリタン
伊勢丹《いせたん》 絨毯《じゅうたん》 第二《だいに》ボタン
元旦《がんたん》 ひょうたん 準備万端《じゅんびばんたん》
一長一短《いっちょういったん》 ハッピー舌（タン！）

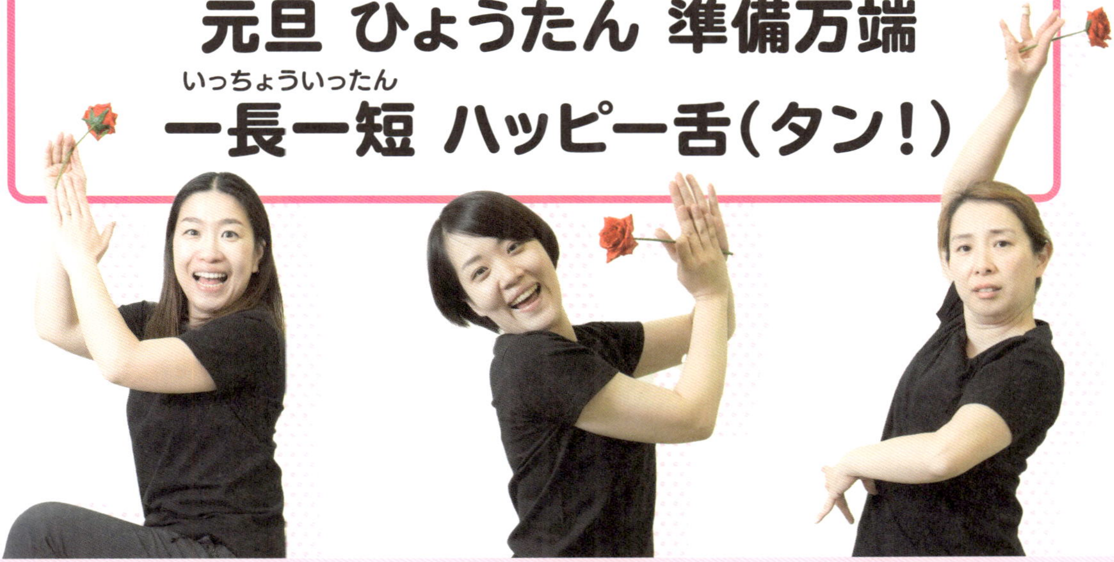

ポイント

「タン」と言いながら、同時に手拍子を打つ「ダブルタスク・トレーニング（p.99）」ができるプログラムです。
言葉は、弾けるように「タン」を元気に言うのがポイント。
手拍子は言葉に合わせて弾けるように、元気に手拍子しましょう！ベロを意識して発音することで滑舌改善にも！

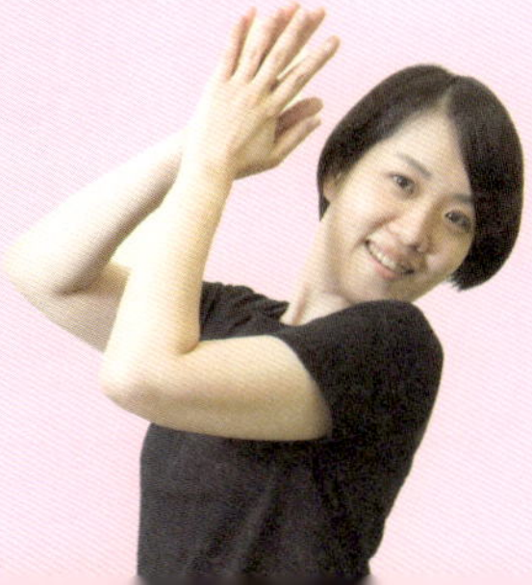

「こえ」をだす

25 | ターザンボイス

ターザンの「あーああ～」のリズムで、挨拶してみよう！
「おーはよ～」「こーんにちは～」

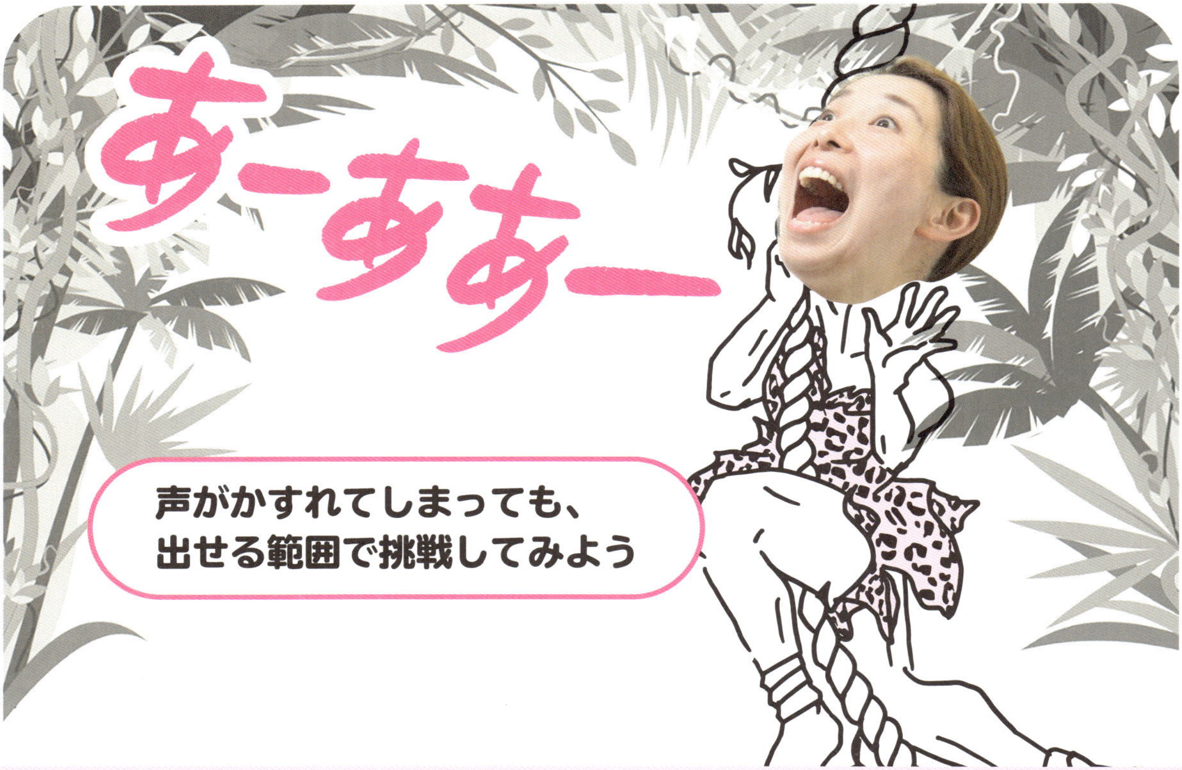

声がかすれてしまっても、
出せる範囲で挑戦してみよう

効果

発声がよくなる
表現力が上がる
楽しむ心が刺激される

準備するもの

なし

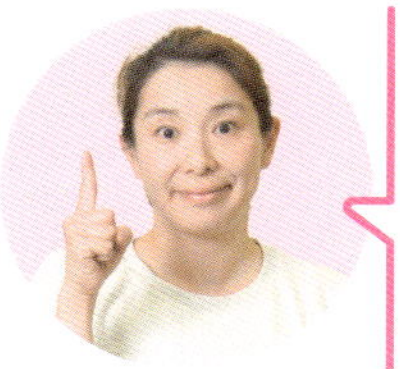

楽しむコツ

腰に手を当てながら、反対の手は口に手をメガホンのように添えると、気持ちがノッテ、もっといい声が出せるかも！？

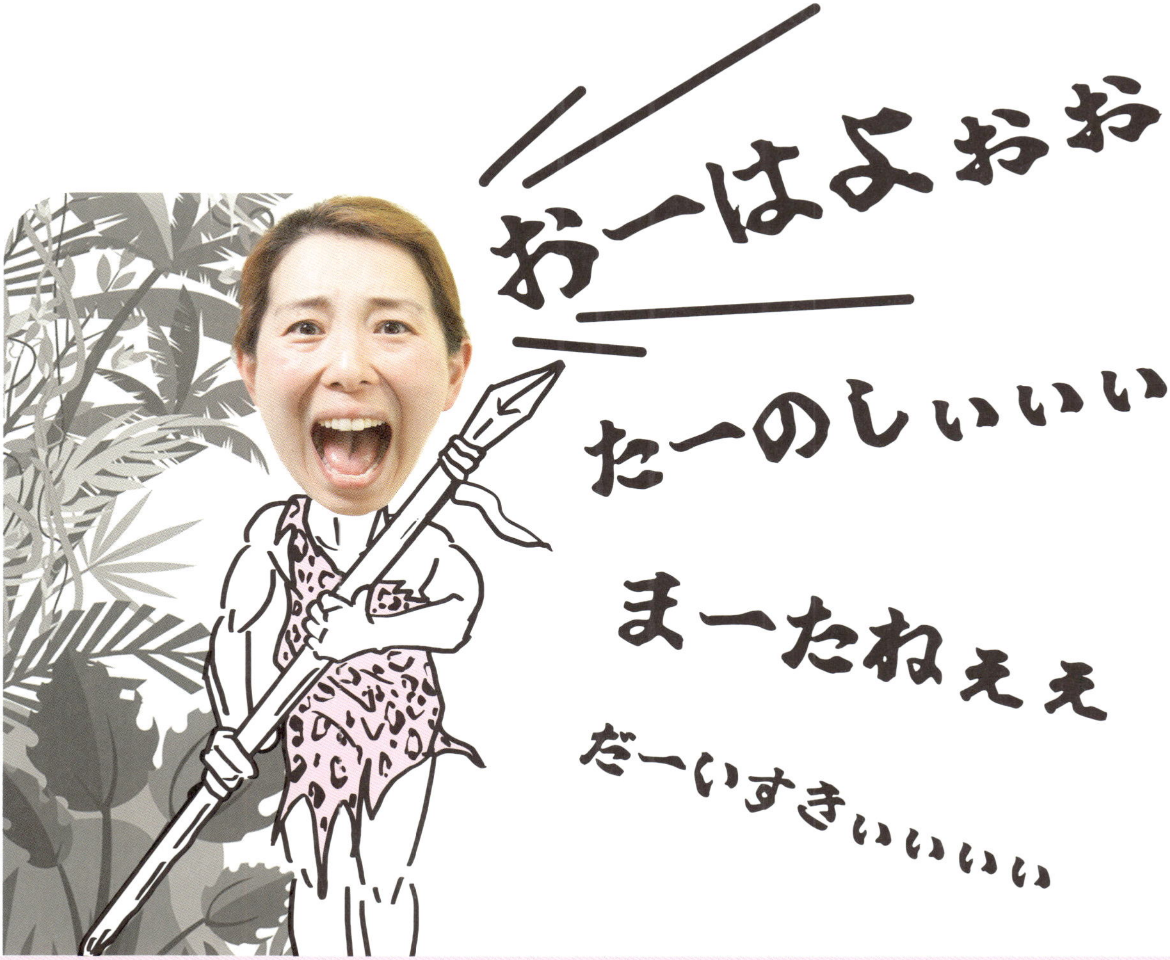

ポイント

できるだけ大きな声でやるのがポイント。
声の高さの変化を感じながら、ターザンになりきって挑戦しましょう。最初の「あ」を大きく発声すると、その後に続く声も大きく出せます。

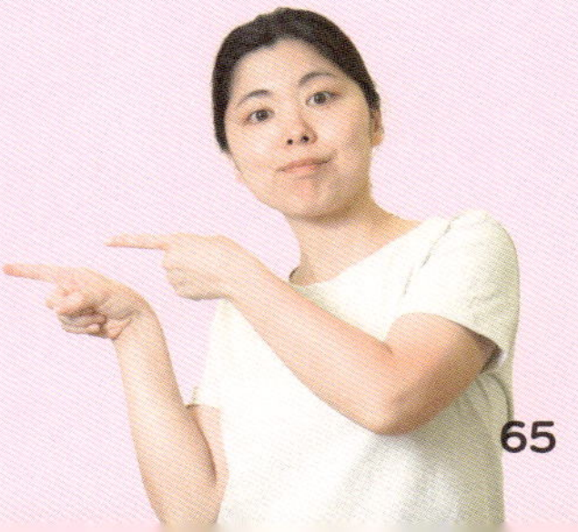

26 | アナログ音声ガイダンス

自動音声ガイダンスの声真似をして詐欺師を撃退しよう！

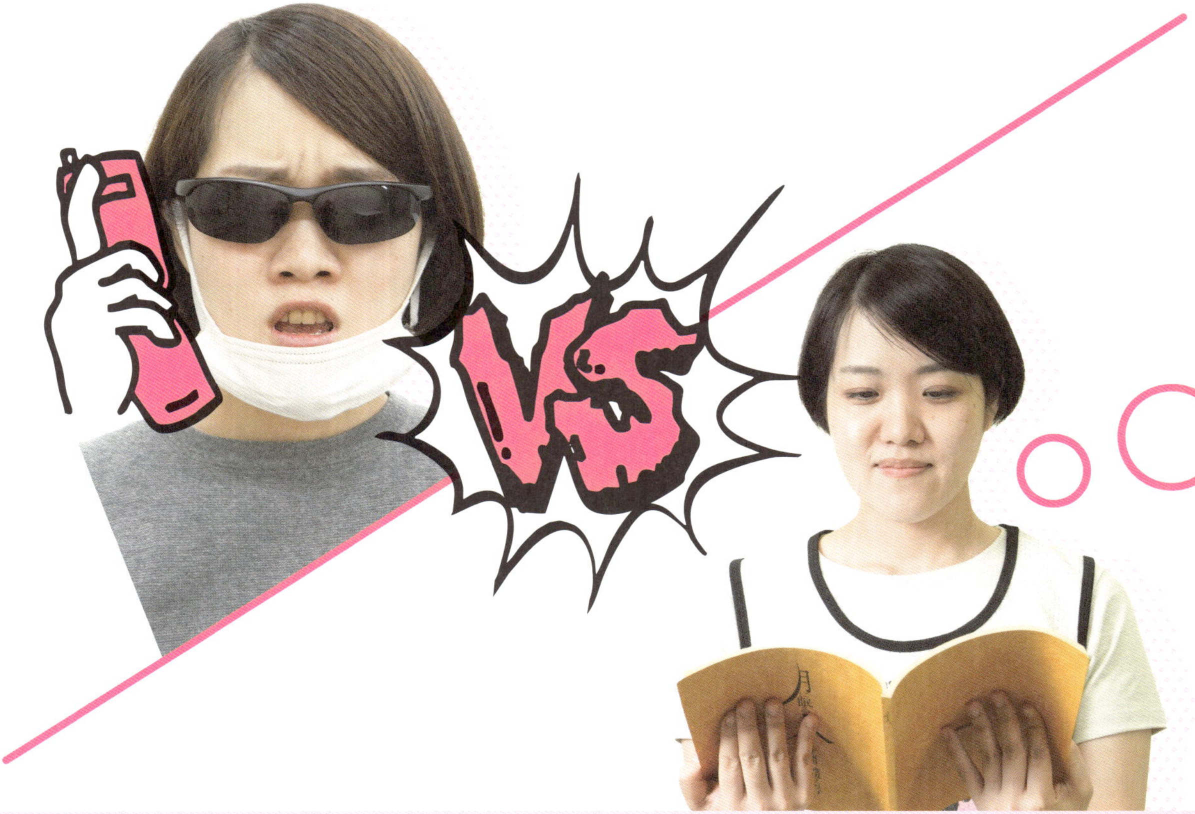

効果

滑舌がよくなる
表現力が上がる

準備するもの

録音機器（スマホ）

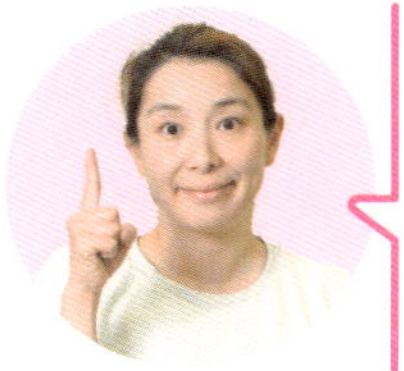

楽しむコツ

冗談の通じる相手であれば、
実際の電話で挑戦してみよう！

お題

1 「ただいま留守にしております。
ピーという発信音の後に、
お名前とご用件をお話しください。
ピーーーーーーーーーー」

2 「この通話は、振り込め詐欺等の
防犯対策のため、録音させていただきます。
ピーーーーーーーーーーー」

3 「ピーーーーーー！%$#"!'=0)'
&%$~=%$ ピリリー」

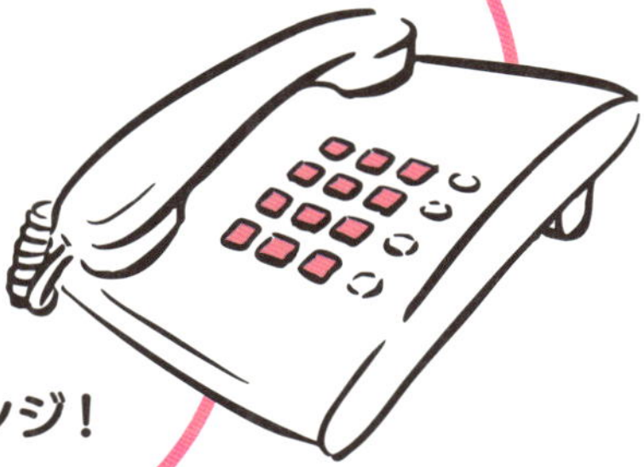

※**3**は最難関のFAX送信音にチャレンジ！

ポイント

音声ガイダンスのように、丁寧にゆっくりと相手が聞き取りやすいように言うのがポイント。声の高さや抑揚を意識するとなおよいでしょう。可能であればスマホなどで録音して、自分の声を聞いてみましょう。

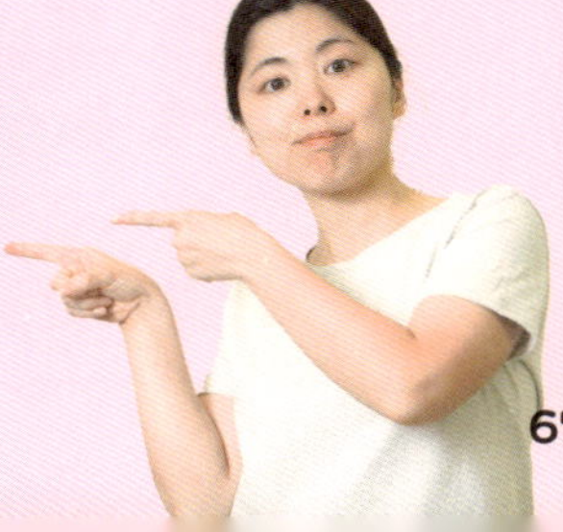

「こえ」をだす

27｜おいしく食べよう体操の歌

ごはんの前に2分間、こどもたちと一緒に、お口のエクササイズをやってみよう！

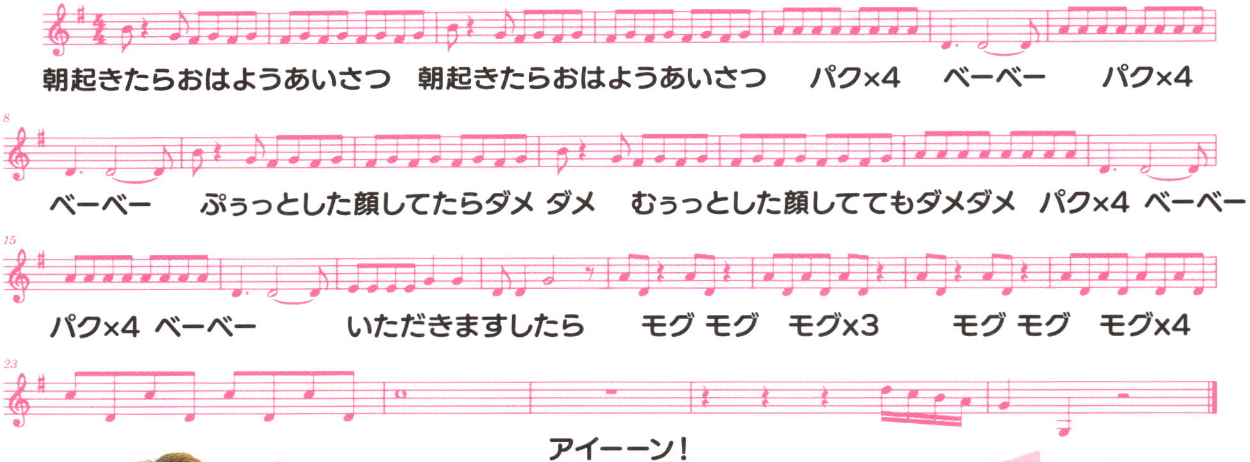

朝起きたらおはようあいさつ　朝起きたらおはようあいさつ　パク×4　ベーベー　パク×4
8
ベーベー　ぷぅっとした顔してたらダメ ダメ　むぅっとした顔しててもダメダメ　パク×4　ベーベー
15
パク×4　ベーベー　いただきますしたら　モグ モグ　モグ×3　モグ モグ　モグ×4
23
アイーーン！

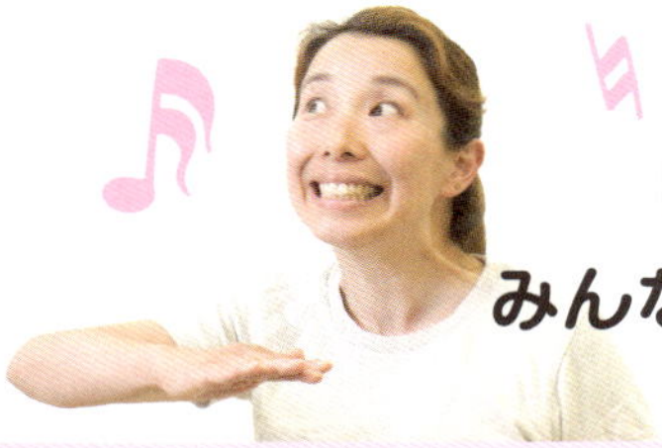

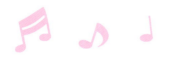

「アイーーン！」は世代を超えた合言葉。
みんなで歌って楽しく食べよう「いただきます！」

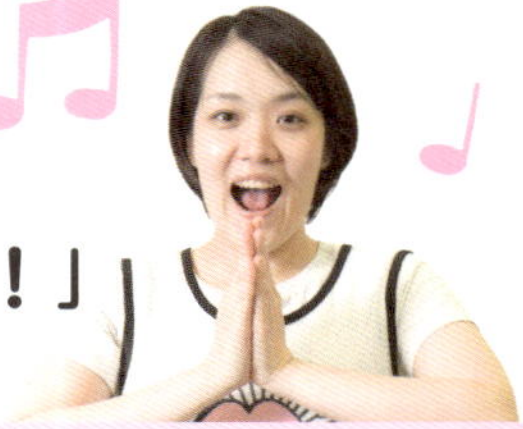

効果

発声がよくなる
食べる準備になる
食事が楽しくなる

準備するもの

なし

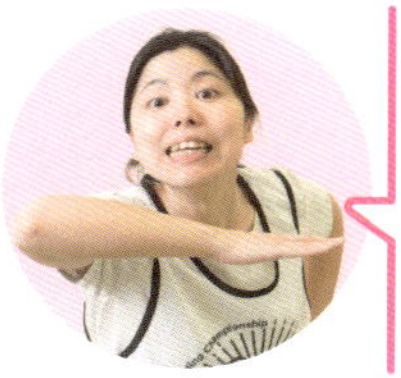

楽しむコツ

歌は好きな歌でもOK。いろんな曲に挑戦しましょう。「おいしく食べよう体操のうた」は動画もあるよ！

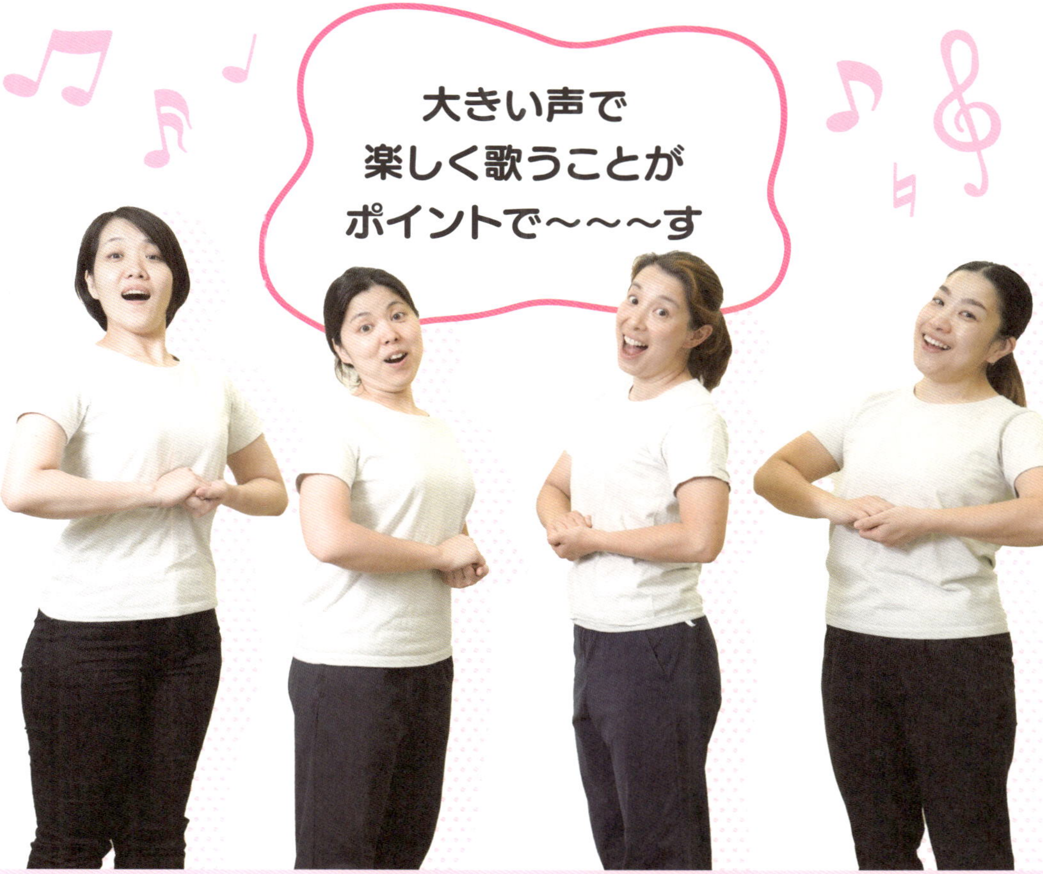

ポイント

最近歌っていますか？歌う時に使う筋肉と食べる時に使う筋肉は同じなので、楽しく大きな声で歌うことで誤嚥予防につながります。息を吸って、大きな声を出して歌うと、自然と肺活量や口まわりの筋肉、表情筋が鍛えられます。

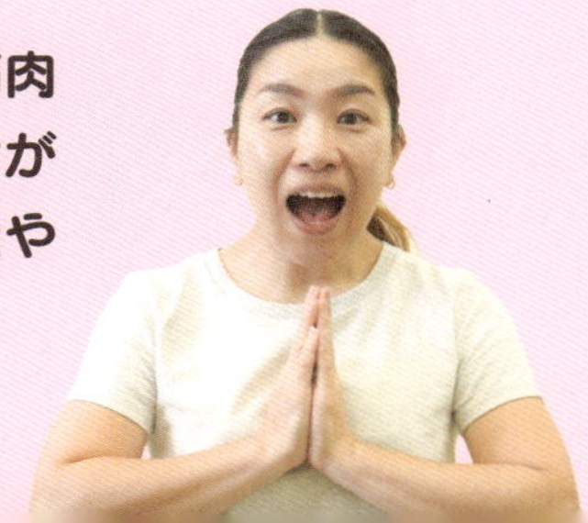

28 ｜ 風邪ニモマケズ

コロナ禍に生まれた知る人ぞ知る詩
時代の変化を見つめながら、大きな声で読んでみよう

雨にも負けず
風邪にも負けず
自粛にもテレワークにも負けぬ
丈夫な体をもち
食欲はあり
いつも大声で笑っている
お昼にワインとチーズをたしなみ
肉と魚もモリモリ食べ
あらゆる予定を
カレンダーに書き込み
時々忘れる
東に安売りセールあれば
密を避けて出かけ
西に買い占める人あれば
皆で分け合おうと提案し
南にムセこむ者あれば
行ってくちビルディングを勧め
北に喧嘩や訴訟があれば
つまらないからやめろと言い
人との距離を2メートル以上
保った時は
手紙を書いて心の距離を縮め
できるだけ前向きに
まいにちを過ごす
そういう者に
私はなりたい

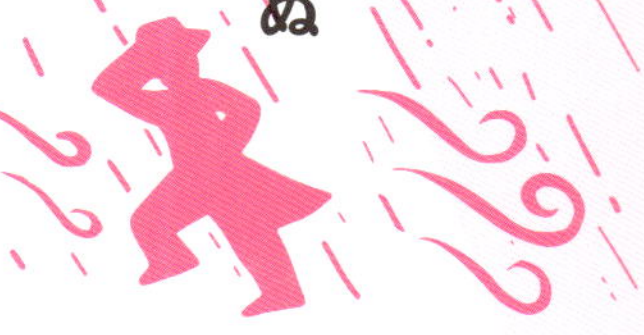

※宮沢賢治の『雨ニモマケズ』をオマージュした作品です

効果

表現力が上がる
楽しむ心が
刺激される

ポイント

「風邪ニモマケズ」を自分のストーリーに書き換えたり、方言に変えたりして、オリジナル作品として楽しむことができます。コロナ禍には全国各地からご当地バージョンの作品が創られました（p.125）。

「こえ」をだす

29 | 太郎がたった

単語と単語をはっきりと、リズムや声量には大げさな変化をつけて、抑揚の利いた朗読に挑戦

立った、立った、太郎が立った。
立った、立った、畳で立った。
叩いた、叩いた、太郎が叩いた。
たたたん、たんたん、太鼓を叩いた。
経った、経った、月日が経った。
太郎は、たちまち、大きくなった。

発った、発った、太郎が発った。
発った、発った、お里を発った。
絶った、絶った、太郎が絶った。
連絡絶って、10年経った。
10年経って、太郎が戻った。

建てた、建てた、太郎が建てた
だっだだ、だだだん、だんだん、建てた。
戻った太郎が、建物建てた。
タッタ、タラッタ、タッタッタッ…
そうして太郎はまた旅立った。

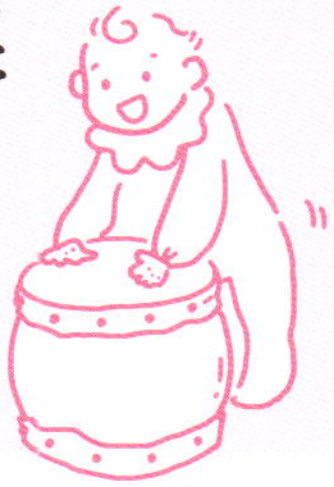

効果

滑舌がよくなる
表現力が上がる

ポイント

ベロのどこを使っているか意識しながら朗読します。気持ちを込めて、感情を高ぶらせて、悲しみに暮れて、声を極端に絞って等、表現を変えて朗読すると物語が違って見える!? 「た」を「か」に替えて読めば、内容はさておき、滑舌への効果がさらにアップ！

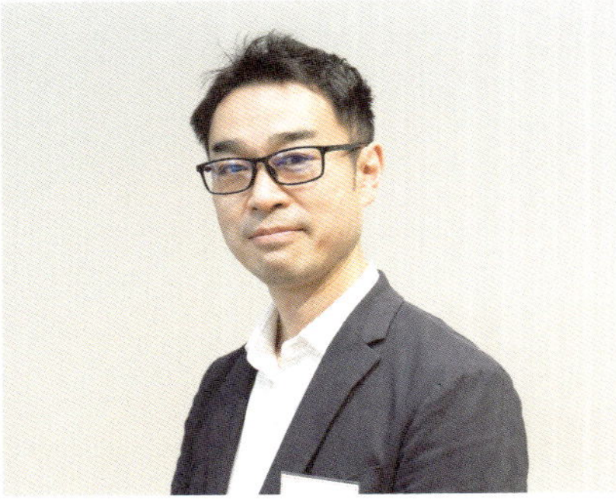

アドバイザー

摂食嚥下障害の治療、リハビリテーションに取り組む！ 戸原玄歯科医師へのGNCインタビュー

戸原 玄
とはらはるか
東京科学大学大学院医歯学総合研究科　摂食嚥下リハビリテーション学分野教授。
高齢者の摂食嚥下・栄養に関する問題に対応できる医療機関や飲食店を登録したウェブサイト「摂食嚥下関連医療資源マップ」を作成。https://www.swallowing.link

インタビュアー

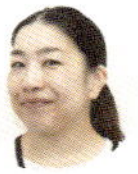

清水

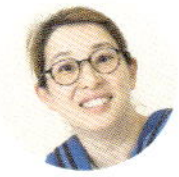

高橋

GNC：先生が歯科医師として「摂食嚥下」を専門分野に選んだきっかけはどんなものだったのですか。

戸原：**実は、ちゃんとした理由は全然なくて（笑）。**大学院２年生くらいの時に担当の教授から「嚥下の勉強をしろ」と言われて、愛知県にある藤田保健衛生大学医学部リハビリテーション医学講座に行かされたんです。当時は、そんな分野もあることすら知らなかったから、「飛ばされたのかな？」って思ったくらいです（笑）。次に米国のジョンズ・ホプキンス大学医学部リハビリテーション科に留学したのですが、帰国しても大学には役職がないんです。ですから、歯科の訪問診療のバイトで稼ぎながら、大学で研究をしていました。訪問当初は通常の入れ歯の診療をしていましたが、それだけだとつまらないので、摂食嚥下の検査ができる内視鏡を１本買ってもらって、やってみたら、訪問ととても相性がよかった。

GNC：なかば強制的な嚥下との出合いがあって、それが意外と自分の肌に合っていたのでしょうか。

戸原：留学から戻ってくると、他の歯科医が知らないことも知っていたりするので、変な話、調子に乗っていたのです（笑）。けれども、ある程度の患者さんは診られるのですが、習ってきた**嚥下の検査やトレーニングの知識だけでは全然よくならない患者さんもいっぱいいました。「なんでだろう？」と思って自分で勝手に思いついたことを研究し始めたんですよね。**

GNC：当時、嚥下の領域はまだ日の目を見るかどうかわからなかった時代ですよね。

戸原：自分で内視鏡を持って訪問し始めて、歯科医でそんなことをやっている人はいないから、老年歯科学会で発表してみたんですよ。若い頃だから緊張して発表したところ、反応が全くなかった。次に在宅医学会があるのを見つけて発表をしたら、一般演題優秀賞（2007年）を授賞したのです。そこで自信がつきました。

GNC：ご自身で思いついた研究テーマの一例を教えてください。

戸原：**大学院生の時に、口を本気で開くのが嚥下にいいんじゃないかって思いついたんです**よ。解剖学的に言っても100％効くはずなんです。でも、当時「そんなことをやっても効くはずない」と言われて。**日本大学歯学部の准教授になってからですね。やっと実証することができたのが。**

GNC：私、訪問の言語聴覚リハビリで、「開口訓練」をものすごく使っています。

戸原：効きますよね。僕もそればっかり、やってもらってるんですよ。**実はこのプログラム、思いっきり開いてもあごは外れにくい。**あごを押えて

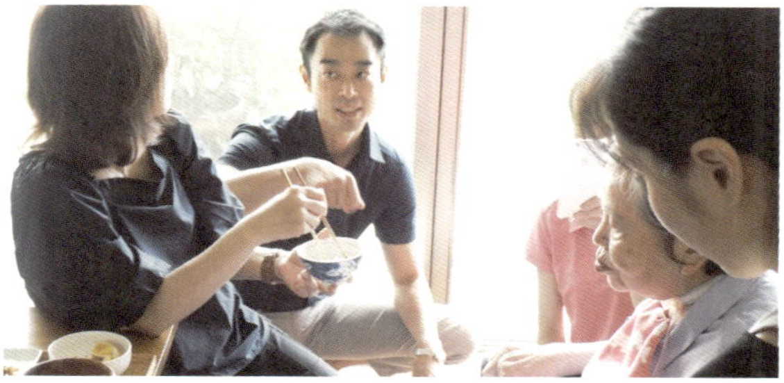

家族への食事提供時のアドバイス。

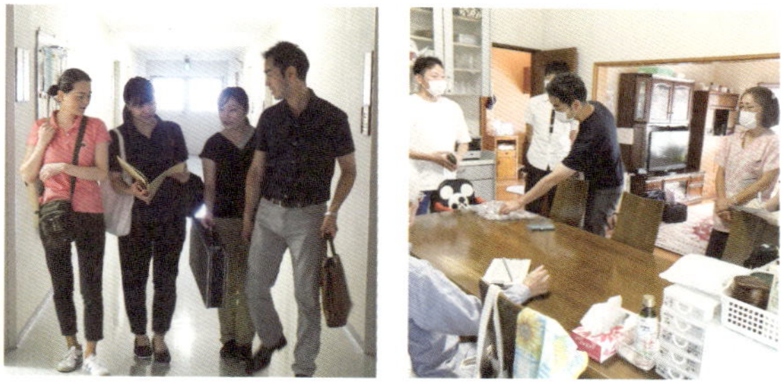

多職種でチームを作って患者さんのところへ訪問。

行う訓練法もあるけど、それだと負荷がかかりすぎてよくない。単純に思いっきり開ける方法だと外側翼突筋《がいそくよくとつきん》という下あごを動かす筋肉の上部が緩んであごは外れにくくなる。医学的に見ても理にかなっています。

GNC：現在は、摂食嚥下の重要性が高まり、専門家だけでなく一般の方の意識も変わってきました。先生がこの領域に感じている魅力ってなんですか？

戸原：**個人的には医療分野以外の方々とつながれるのがいいですね。**例えば、最近、熱量を感じられる料理人の友達が増えてきました。嚥下しやすいというだけでなくて、「旬のものですよ」って言われると食べたくなるじゃないですか。気持ちが動くような嚥下食を出せるのはプロの店ならではです。**僕は患者さんが、もっと外に食べに出かければいいと思っています。それなのに、「患者」という立場になった瞬間に「安全があなたの最高のプライオリティです」って押しつけられても、「それは違うよ」と思います。**

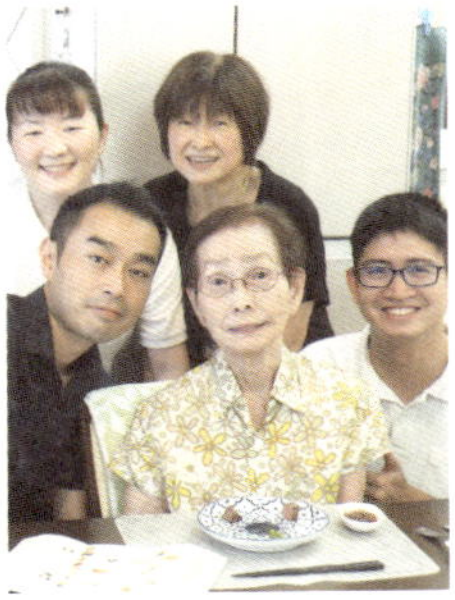

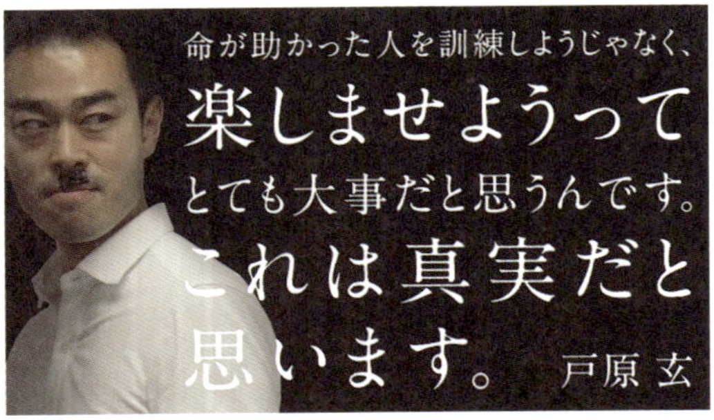

「笑顔にしたいというかかわり方ができるのが大事」と戸原歯科医師。

GNC：これだけは生涯食べ続けたいっていう大好物を教えていただきたいです。

戸原：**餃子ですね、焼き餃子。**ずーっと食べられます。浜松系は玉ねぎメインで僕にはちょっと甘すぎるので、宇都宮系が好きです。肉とかにんにくが好きですが、キャベツ、白菜、ニラなどの野菜が多いのも好きです。2位はハンバーグで、3位はきゅうりです。

GNC：先生から見たくちビルディングのおもしろさはどんなところでしょうか。

戸原：**一番いいところは吹っ切れてるところ**ですかね。恥ずかしがりもせずにやっているのが一番いいですよ〜。それに尽きる気がしますね。

戸原歯科医師の推しプログラム

GNC：先生の「イチ推しプログラム」を教えてください。

戸原：**滑舌川柳（p.50）とダジャレを言うのは誰じゃ！（p.58）**です。どちらも頭を使うじゃないですか。ギャグが滑っちゃったとかは避けたいし、できればちょっと笑わせたいと思わせる。そこが僕の推しポイントなんですよね。**人を笑わせるのって僕はとても大事だなと思っていて。**川柳にしろ、ダジャレにしろ、一発芸みたいに思いきってやりたくなるところ。1回大きな声を出すと話しやすくなるじゃないですか。だから人前で発表する時の最初の一言目は大きい声で言いなよと、学生にも言っています。

GNC：相手に笑わせてもらうのはもちろんそうなのですが、自分が誰かにかかわって、その人を笑顔にしたいというかかわり方ができるかどうかって、やっぱり大きいですよね。

戸原：そうですよ。**笑わせることができるのなんてすべての動物の中で人間しかいませんから。**笑いには、スマイルとラフがあって、スマイルはウェルビーイングで、ラフがハピネス。どっちも大事ですよね。衰えて動けなくなる日が訪れても、動けない中でも楽しく生きていける方策を自分から出せばいいし、まわりからも提供されればそれでいいんじゃないかって思います。

No.30～44

「からだ」をととのえる

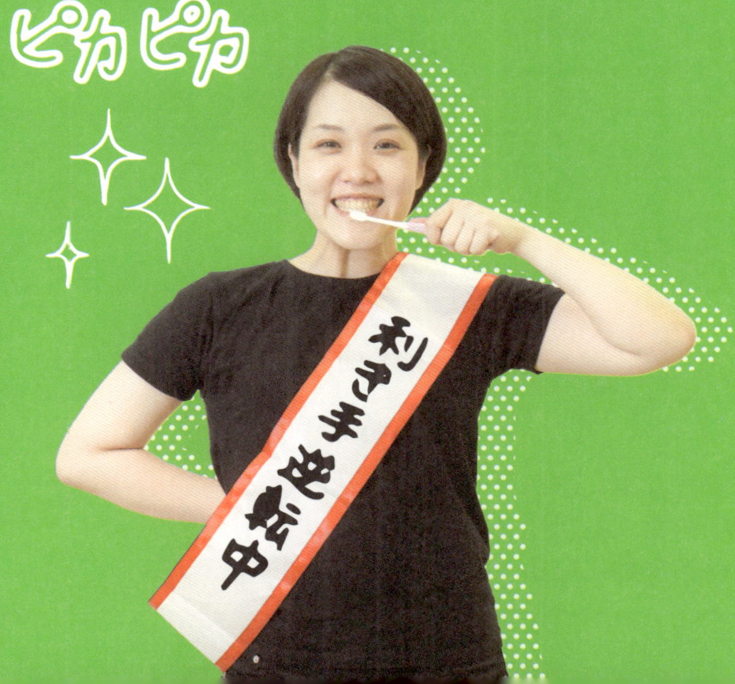

ポイント解説者
菊川 彩里（看護師）

30 ｜ 唾液でるでる！味《ミ》ラクルマッサージ

**あごの付け根を円を描くようにマッサージして
食事前にお口の準備をしてみよう！**

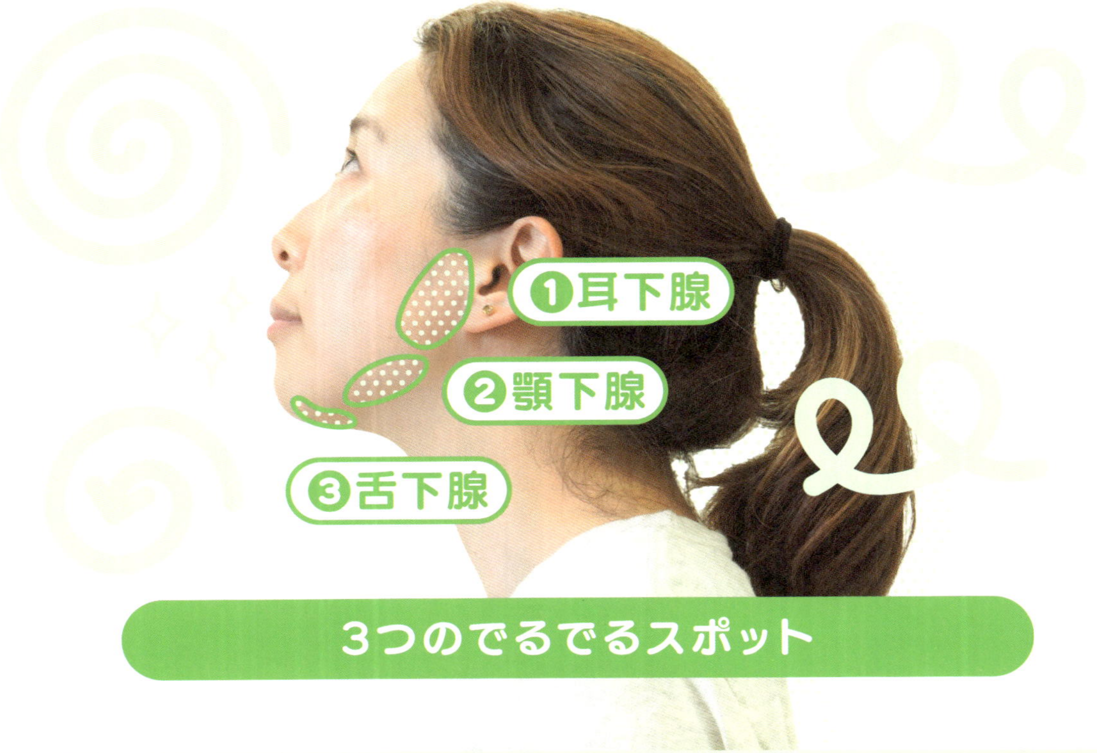

3つのでるでるスポット

効果

口臭が少なくなる
口の中の衛生を保てる
食べる準備になる

準備するもの

なし

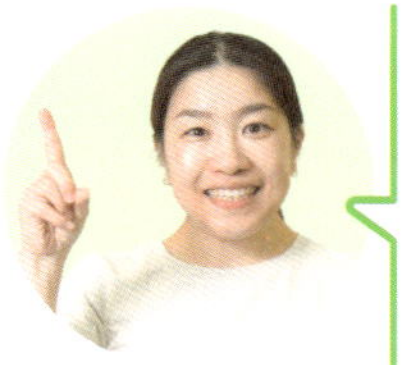

楽しむコツ

食前に行うことで、おいしく、食べやすくなります。どこを刺激すると唾液が出やすいか、試してみましょう

5〜10回を目安にマッサージ

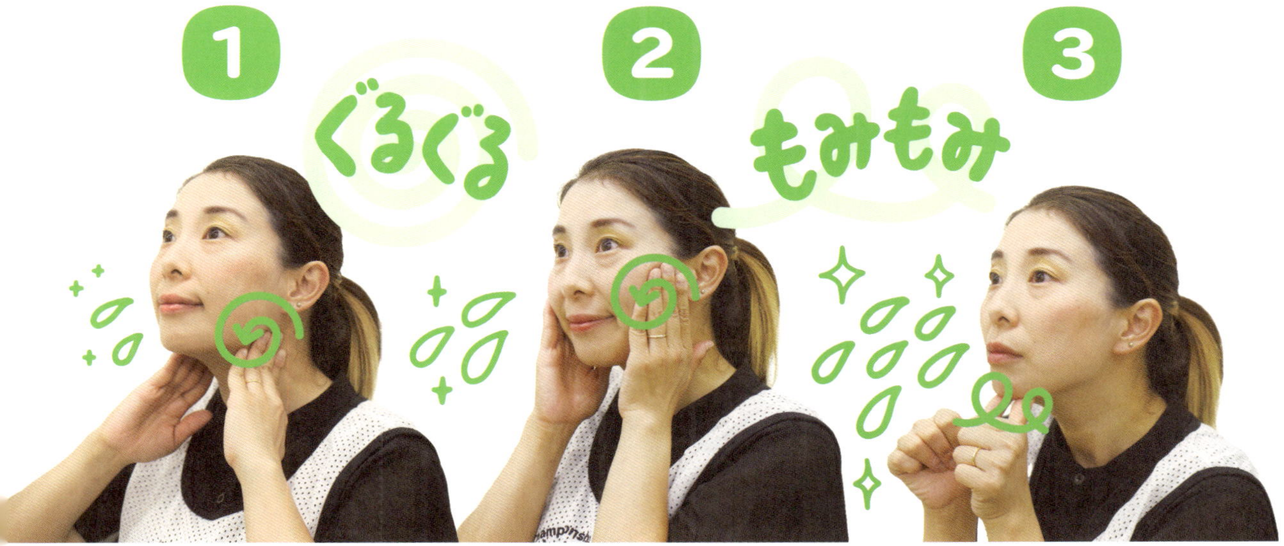

強く押しすぎないこと。痛いと感じる強さはNG

ポイント

あごの下、耳の下、ベロの下には唾液の出るポイント（唾液腺）があるので、その部分を優しくマッサージ。ジュワッと唾液が出るのを感じてみましょう。心地よいと思うくらいの力で優しくマッサージしましょう。「束の間の頭皮硬」（p.113）と併せてやるとさらにGOOD！

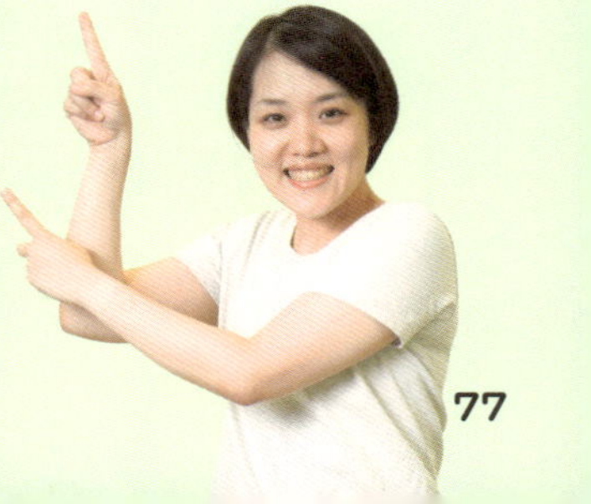

31 | 利き手逆転ブラッシング

**利き手と反対の手で歯磨きをしてみよう！
いつもと違う朝のスタートに頭が活性化されるかも！**

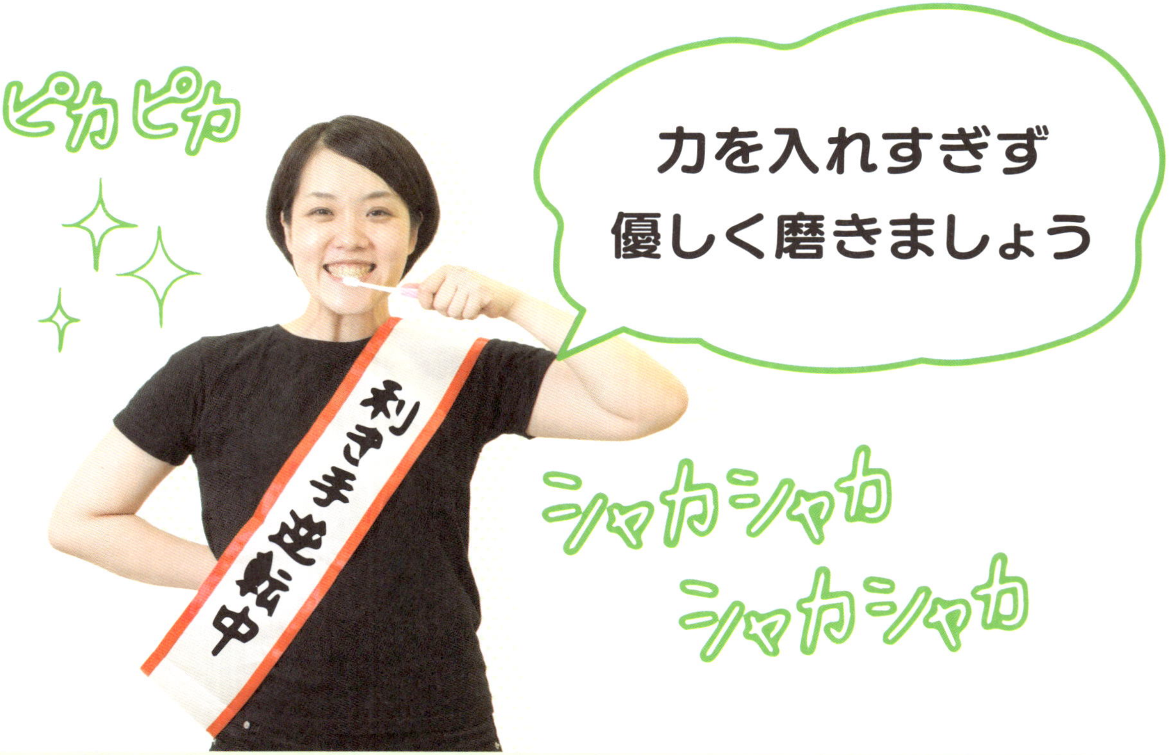
ピカピカ
力を入れすぎず
優しく磨きましょう
利き手逆転中
シャカシャカ
シャカシャカ

効果

認知機能の維持・向上
口の中の衛生を保てる

準備するもの

歯ブラシ

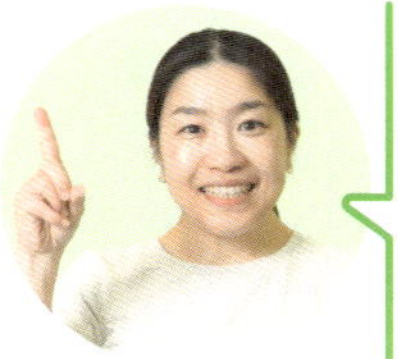

楽しむコツ

歯磨きだけでなく箸やペンを利き手と反対の手で使ってみてもOK

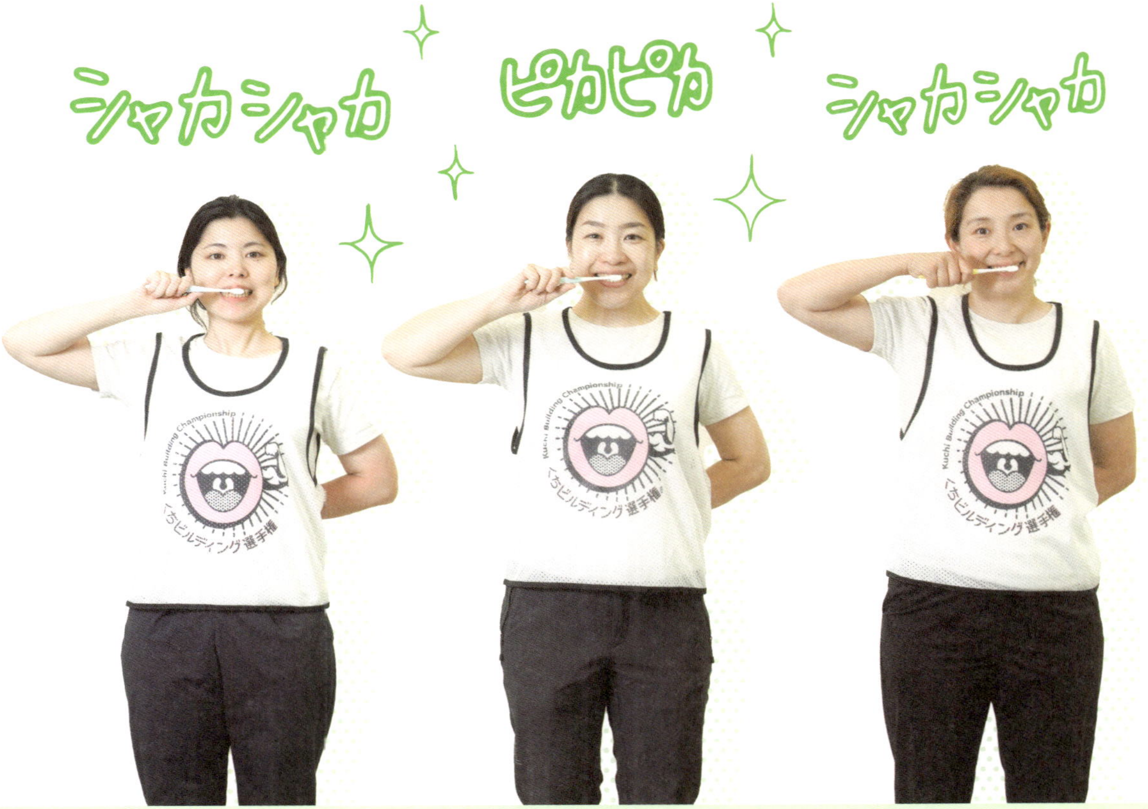

ポイント

利き手と反対の手で歯磨きをすることで脳の活性化にもつながります。はやく磨くことよりもしっかりと丁寧に磨き上げることがポイントです。

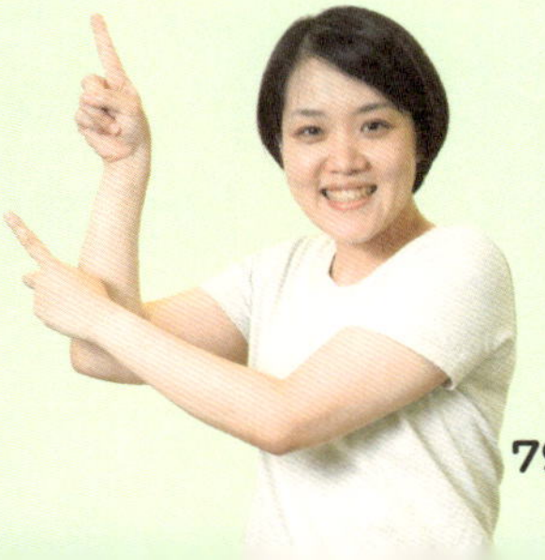

32 | まいくち真剣呼吸

自分の「呼吸」に真剣に向き合ってみよう！
あなたの得意は腹式・胸式どっち！？

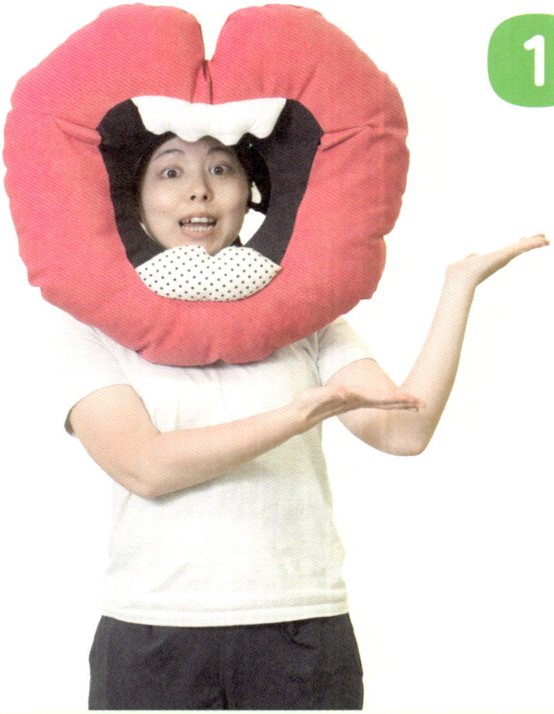

1 まずは、自分の呼吸をチェックします。
息を吸った時に動くのは？

胸がふくらむ

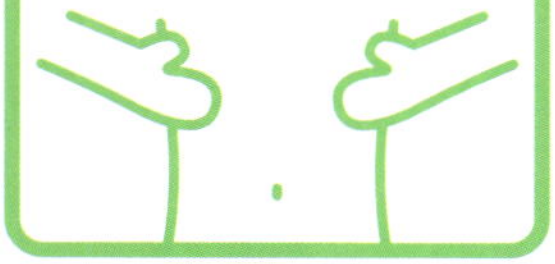

お腹がふくらむ

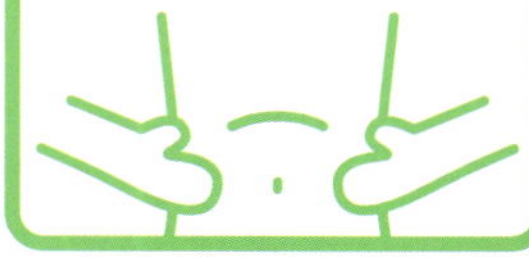

効果

呼吸機能の改善

準備するもの

なし

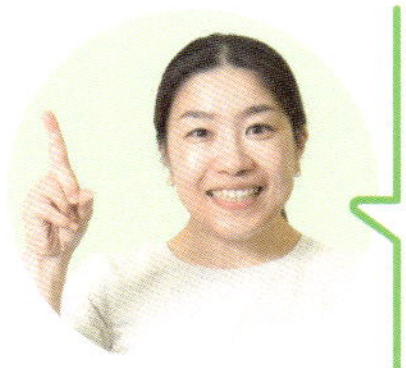

楽しむコツ

慣れてきたらリラクゼーション音楽をかけて、就寝前やリラックスタイムにやってみて

2 いつもと違うパターンで真剣呼吸！

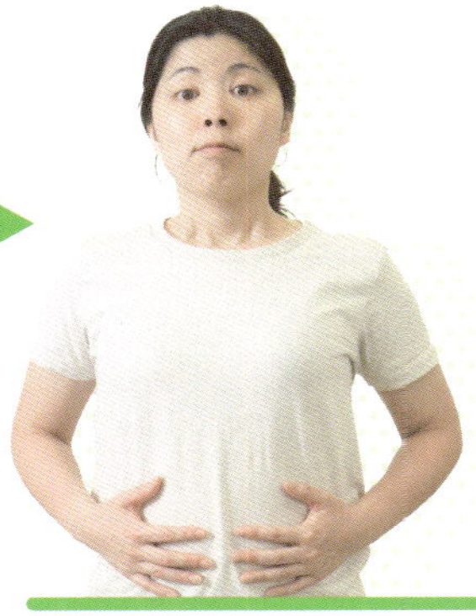

胸式優位なあなたは、
腹式呼吸に挑戦

ゆっくり10回

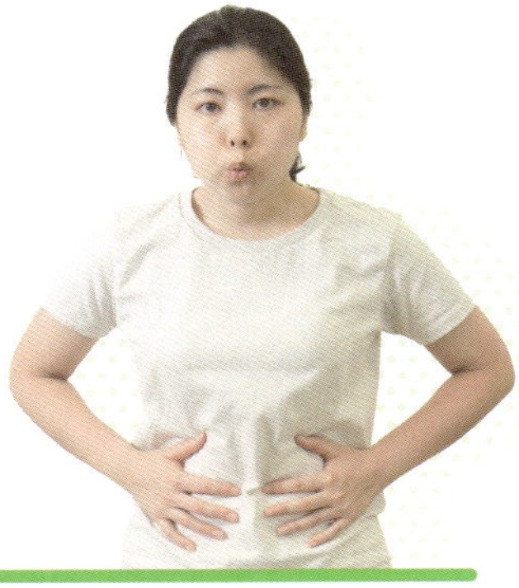

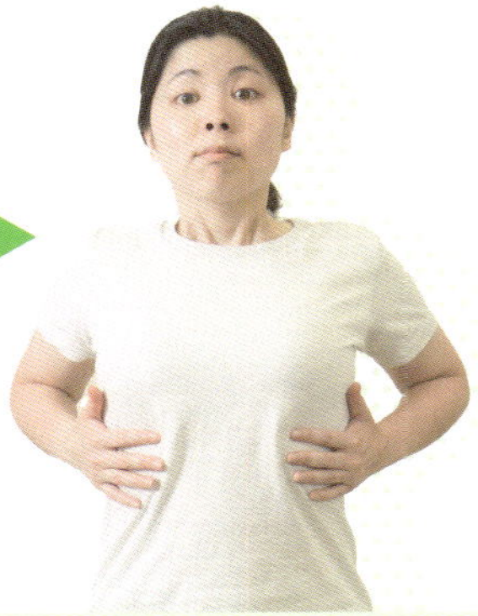

腹式優位なあなたは、
胸式呼吸に挑戦

ゆっくり10回

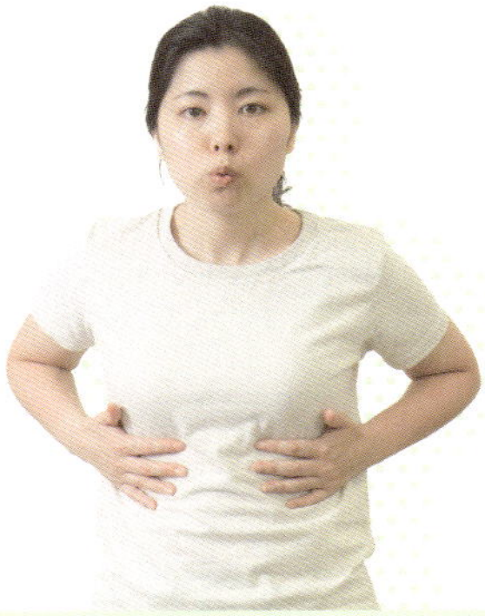

ポイント

胸式呼吸では胸の肋骨に、腹式呼吸ではお腹に手を当て動きを確認します。大事なのは使い分けです。肋骨が動きにくかったり、お腹が膨らまない場合は、動きが出るように呼吸を変えてみましょう！

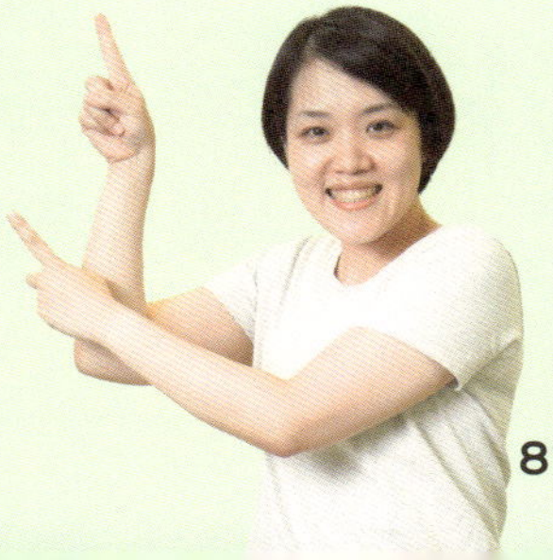

「からだ」をととのえる

33 ｜ 圧倒的吐く力（迫力）

呼吸を整え、的にめがけて丸めたティッシュを思いっきり吹き飛ばしてみよう！

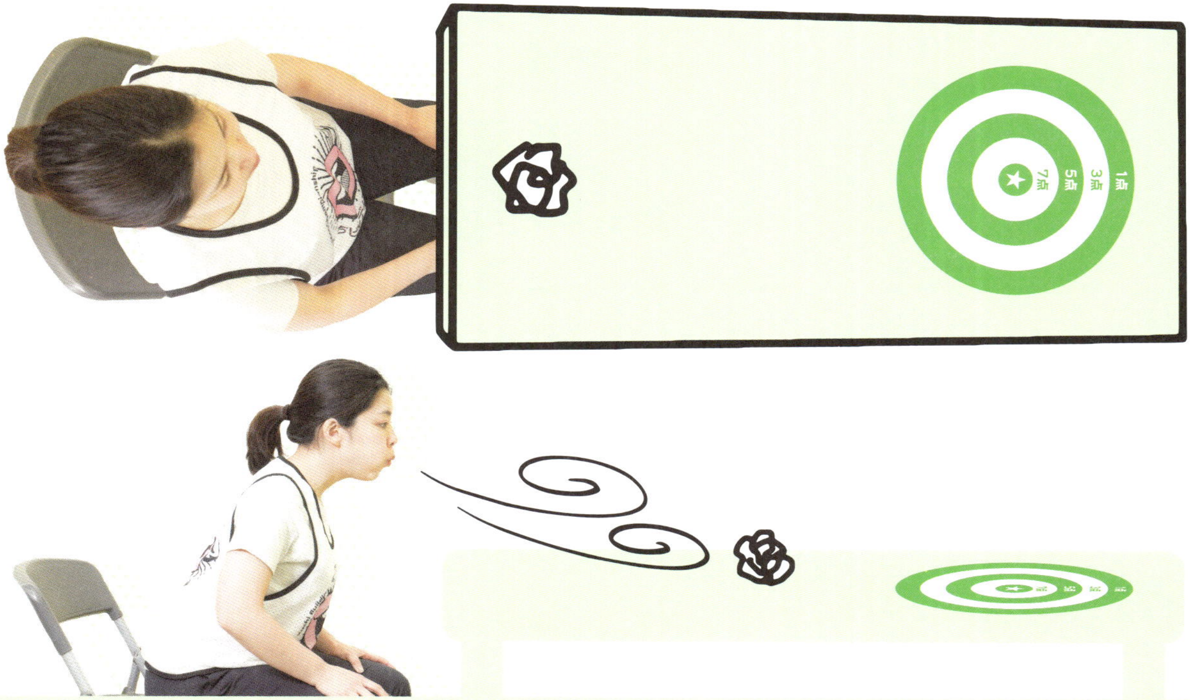

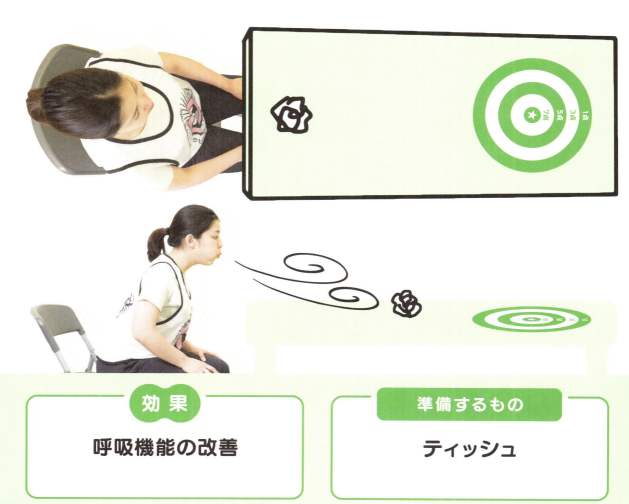

効果

呼吸機能の改善

準備するもの

ティッシュ

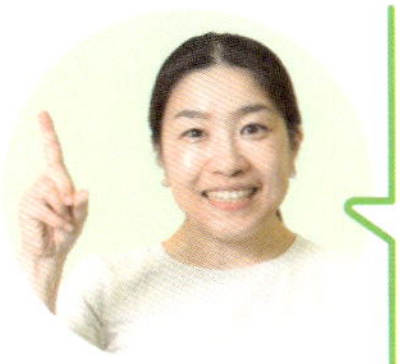

楽しむコツ

的をコピーして、仲間と競ってみよう！自分の得点を記録して、新記録に挑戦！

日付	/	/
記録	点	点

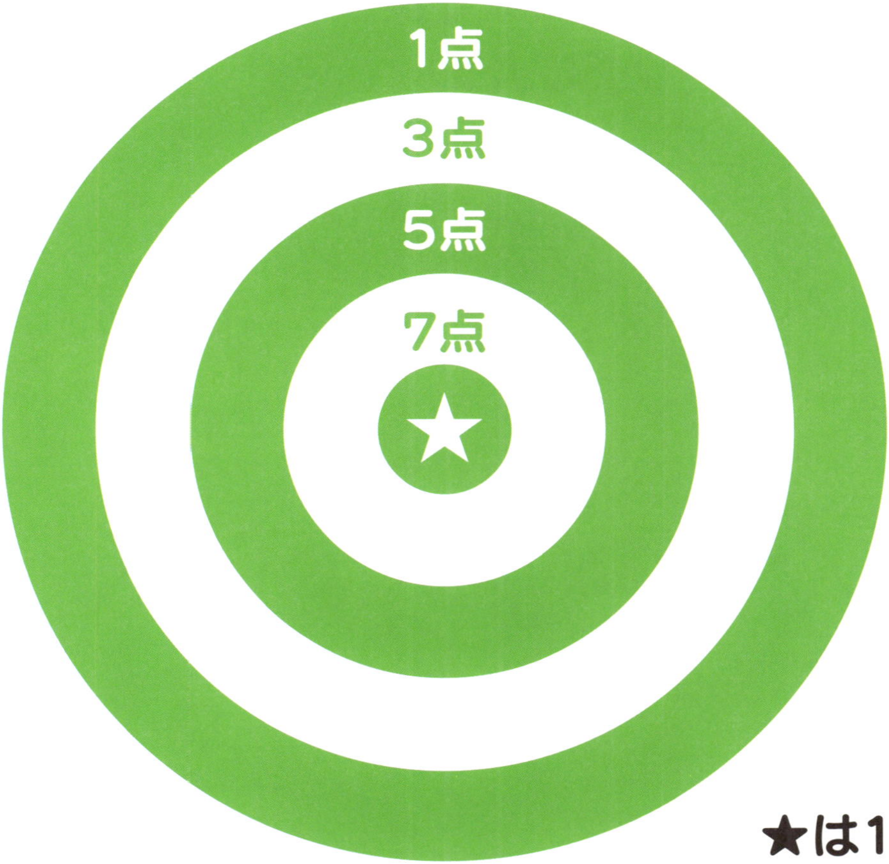

★は10点！

ポイント

吐く前にしっかりと息を吸ってから、高得点を目指して吹いてみましょう。遠くに吹き飛ばすことよりも、ティッシュが的の真ん中にいくよう呼吸を調整することがポイントです。息をたくさん吐くと自然と息を吸うことができます。

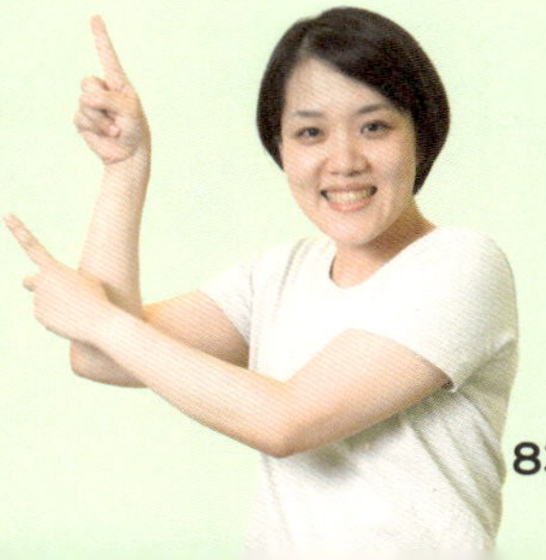

34 | カメレオンキャッチ

カメレオンになりきって吹き戻しでティッシュをキャッチしよう！

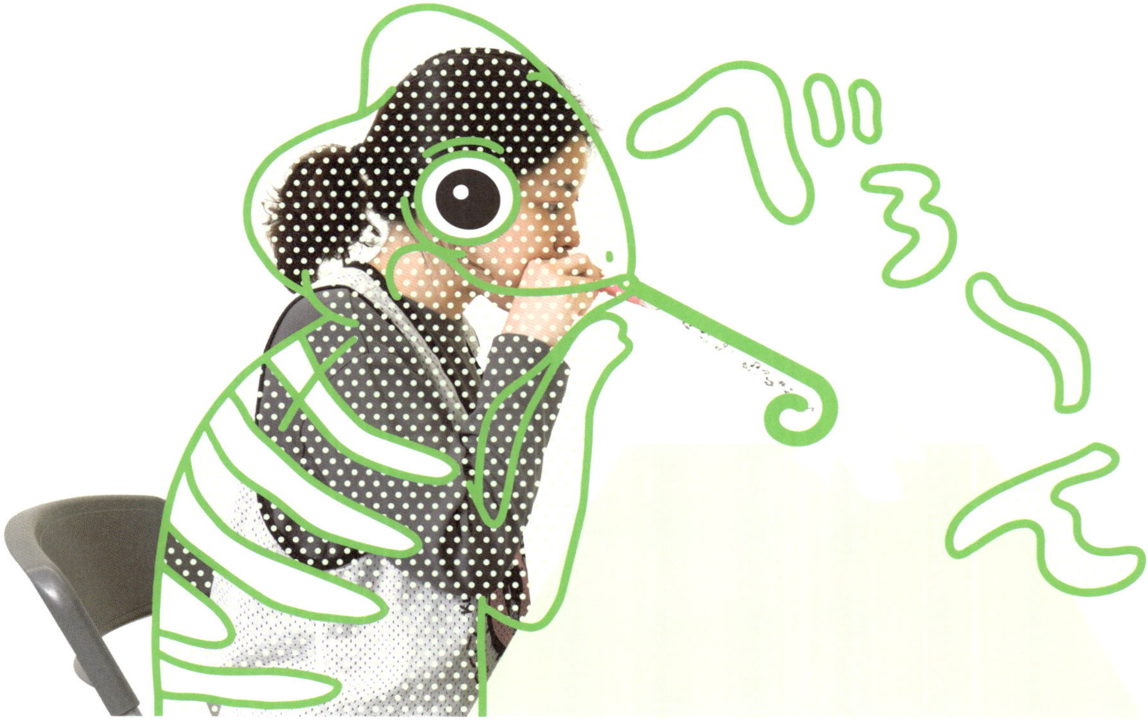

効果

呼吸機能の改善

準備するもの

吹き戻し
ティッシュ
椅子と机

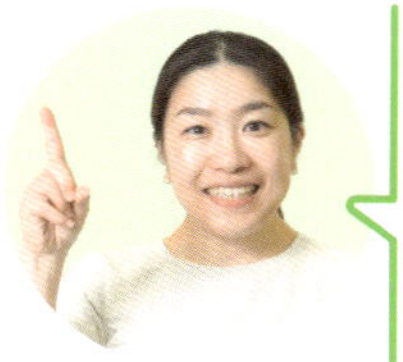

楽しむコツ

みんなで楽しむ方法として、30秒間でキャッチできるティッシュの数を競ってみよう

1

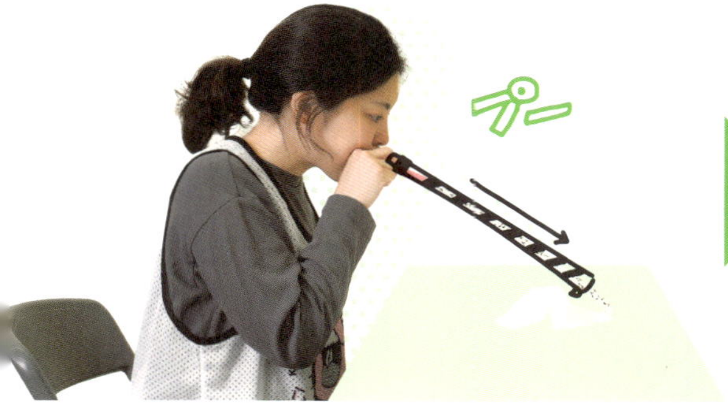

2枚重なったティッシュを1枚に分けると巻き取りやすくなります

2

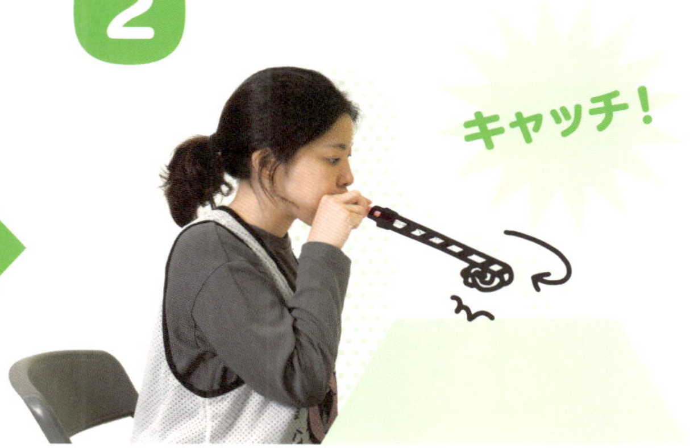

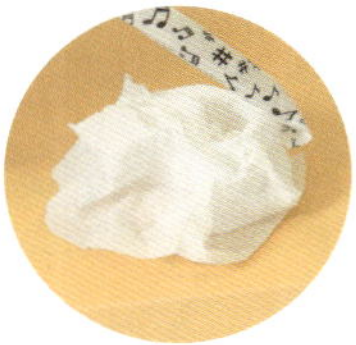

吹き戻しを下に向けてティッシュを巻き取るのがコツ

ポイント

腹式呼吸で一気に吹き戻しを伸ばして、ティッシュをキャッチします。呼吸筋や口まわりの筋肉を使って、吹き戻しの動きを調整しましょう。苦しくなったら無理せず中止して、ゆっくり深呼吸しましょう。

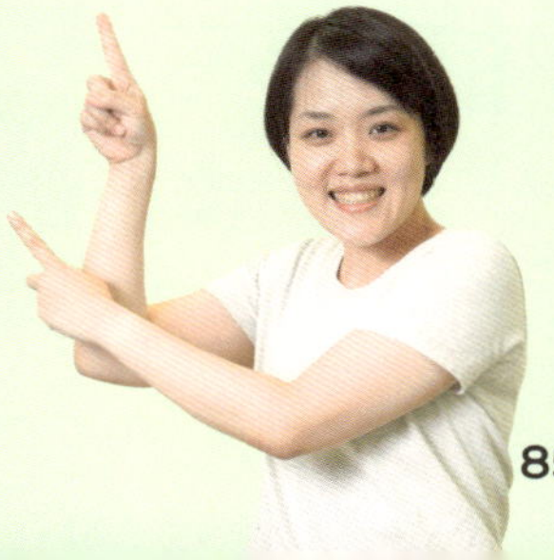

「からだ」をととのえる

35 | 必殺、鎖骨《さこつ》まわし

意識して動かすことの少ない「鎖骨」。
今日は鎖骨を軸に肩まわりを動かそう！
あの名奉行になりきって、大きく動かしてみよう！

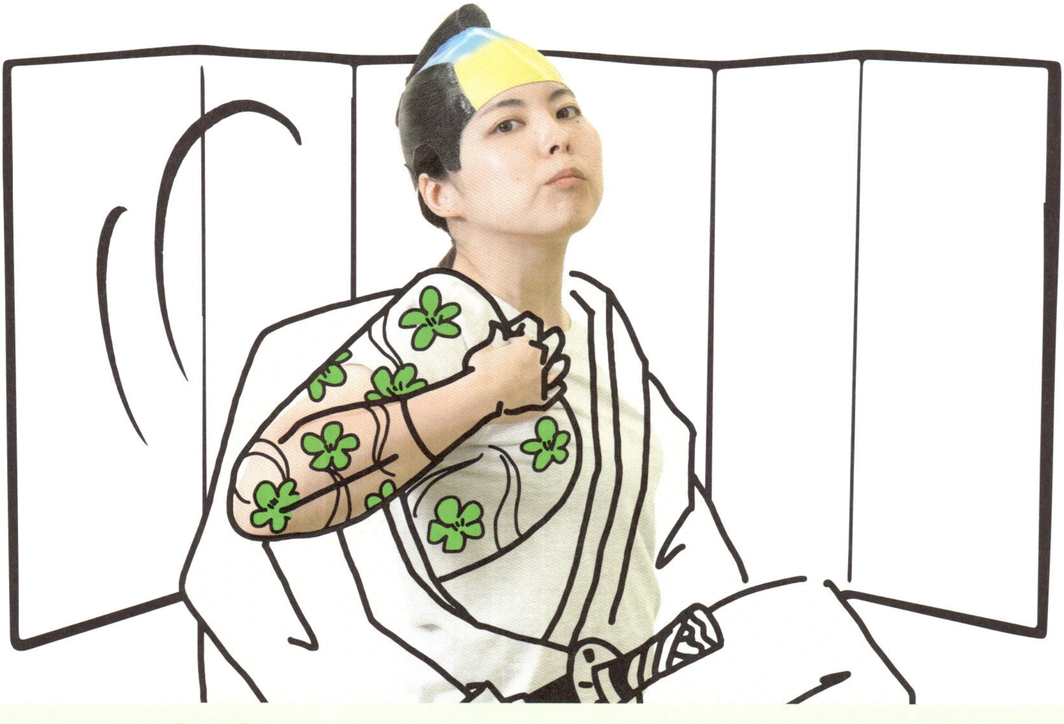

効果

柔軟性が上がる
全身の筋力アップ

準備するもの

なし

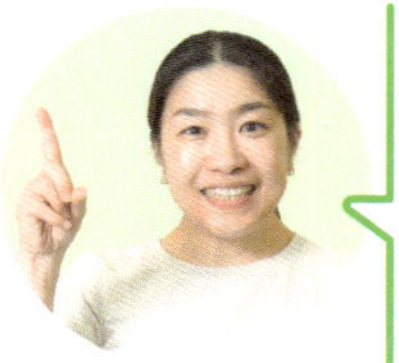

楽しむコツ

腕に描かれた桜吹雪を見せる
”あの時代劇”の主人公になりきって！
胸を張ってやってみよう！

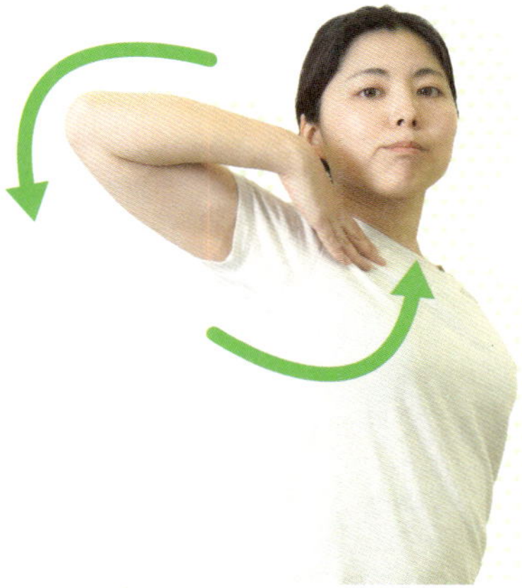

- 鎖骨の付け根に触れながら
- 肘で大きく円を描くように回す
- 前後に10回ずつ行う

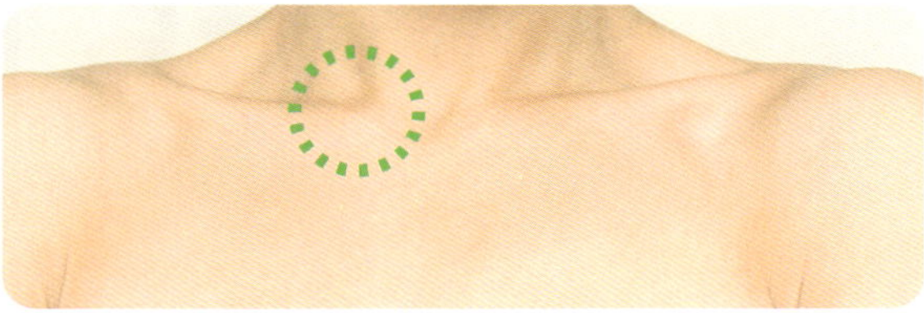

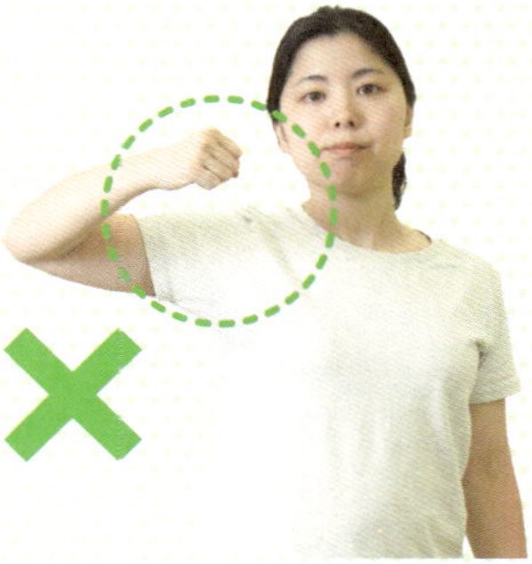

手が鎖骨から離れている

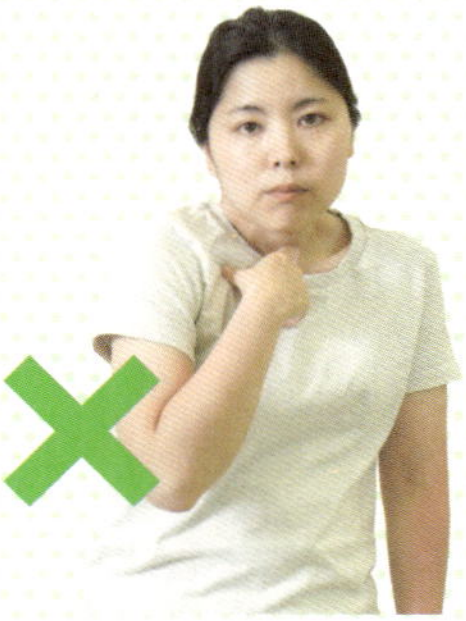

小さい円を描く

ポイント

普段の生活で目立たない鎖骨ですが、腕を上げたり・回したりする動きにとても関係しています。肩をぐるぐる回すのではなく、鎖骨の付け根が動くように意識することが大切。
鎖骨を回した前と後では、腕の上がりやすさが変わるかも！？
痛みのない範囲で動かしましょう。

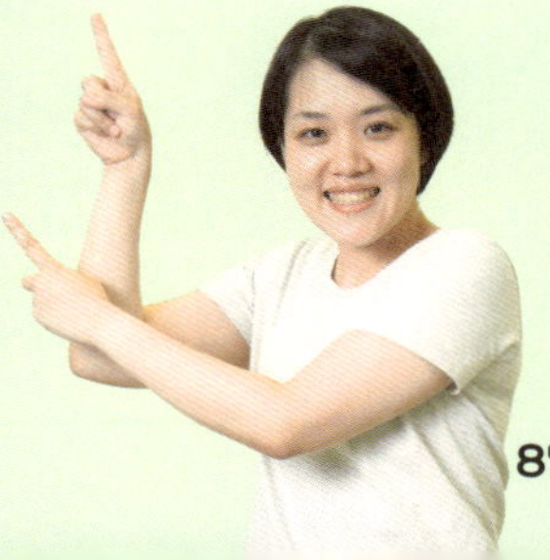

36 | よっこいしょういち運動

モモ上げとスクワットの動きを
昭和のギャグとともに数えながらやってみよう！

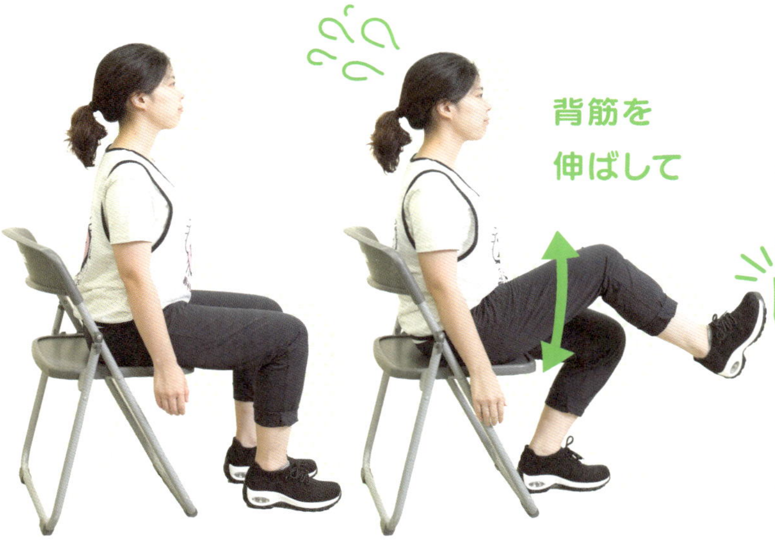

モモ上げ

よっこいしょういち
よっこいしょうに
よっこいしょうさん
しまくらちよこ！

よっこいしょうご
よっこいしょうろく
よっこいしょうしち
たこはちろう！

効果

全身の筋力アップ
認知機能の維持・向上

準備するもの

机
椅子

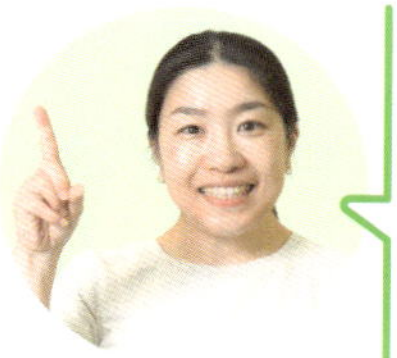

楽しむコツ

数え方を自分なりのギャグに
変えてもOK

8回×2セットに挑戦

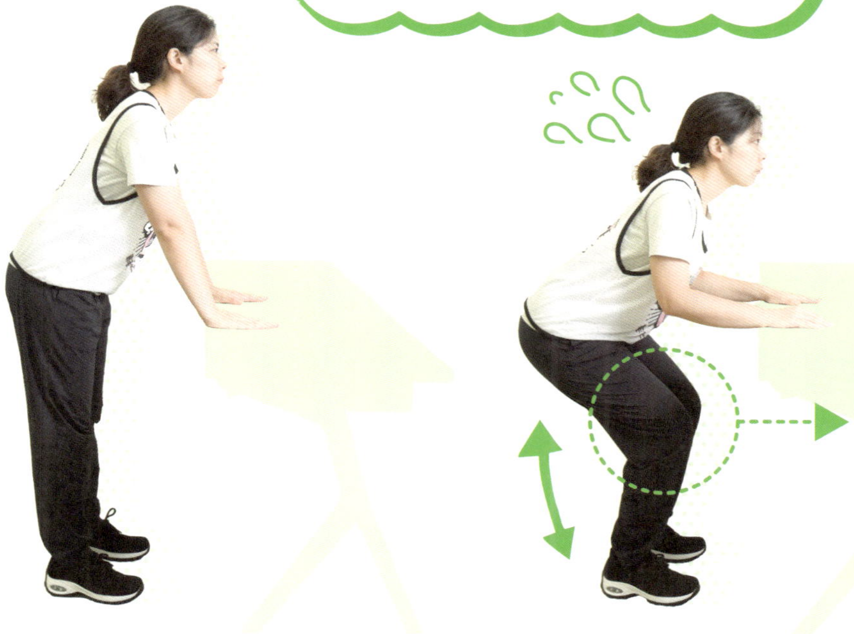

膝がつま先より
前に出ないように
意識する

スクワット

ポイント

お腹から声を出すことを意識しながら、スクワットとモモ上げに挑戦です。どちらも背中が丸まらないように背筋を伸ばすことを意識しましょう。全身の筋力を保つことが食べる力の衰えを防ぎます。スクワットをする時、バランスが不安定な場合は必ずつかまってください。

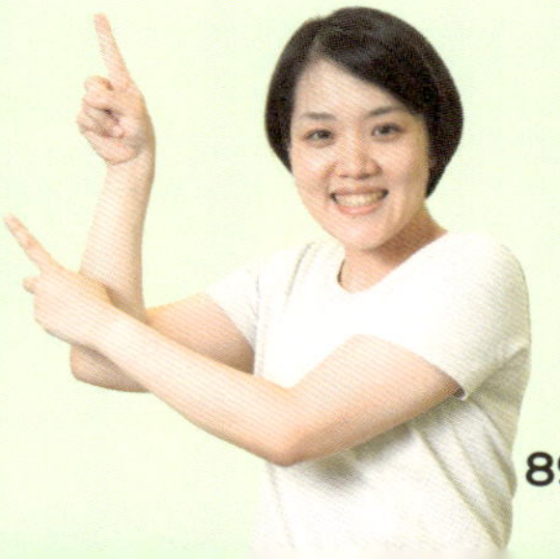

「からだ」をととのえる

37 | 魅せられて？

あの名曲とともに、腕を上下に動かそう
音楽をかけると身体が勝手に動き出す！？

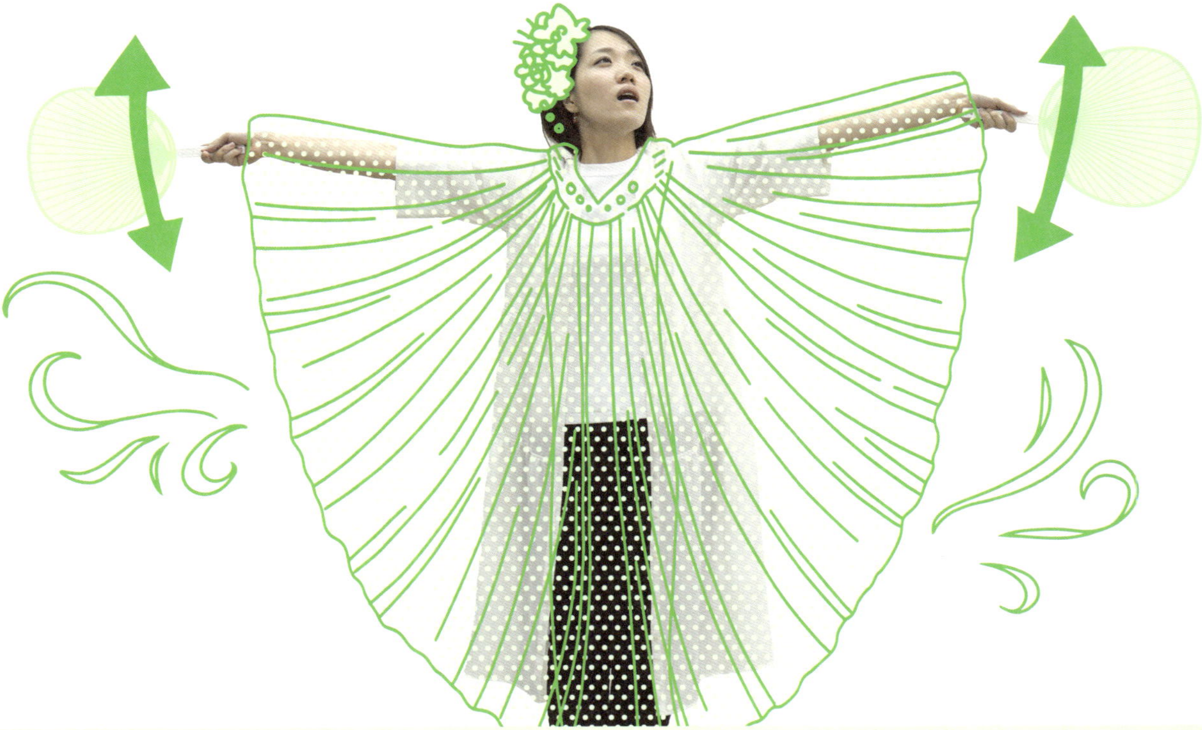

効果

全身の筋力アップ
楽しむ心が刺激される

準備するもの

うちわ2本
（あれば）

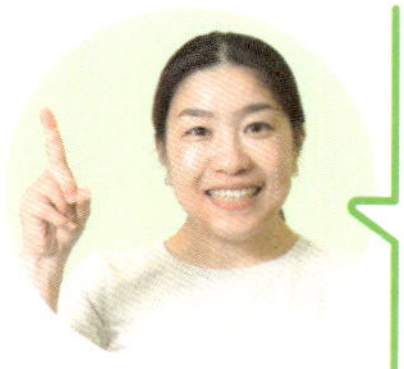

楽しむコツ

うちわを両手に持って大きく動かしてみよう。南に向いている窓を開けてやってみるとさらに効果的！？

上下に10回やってみよう！

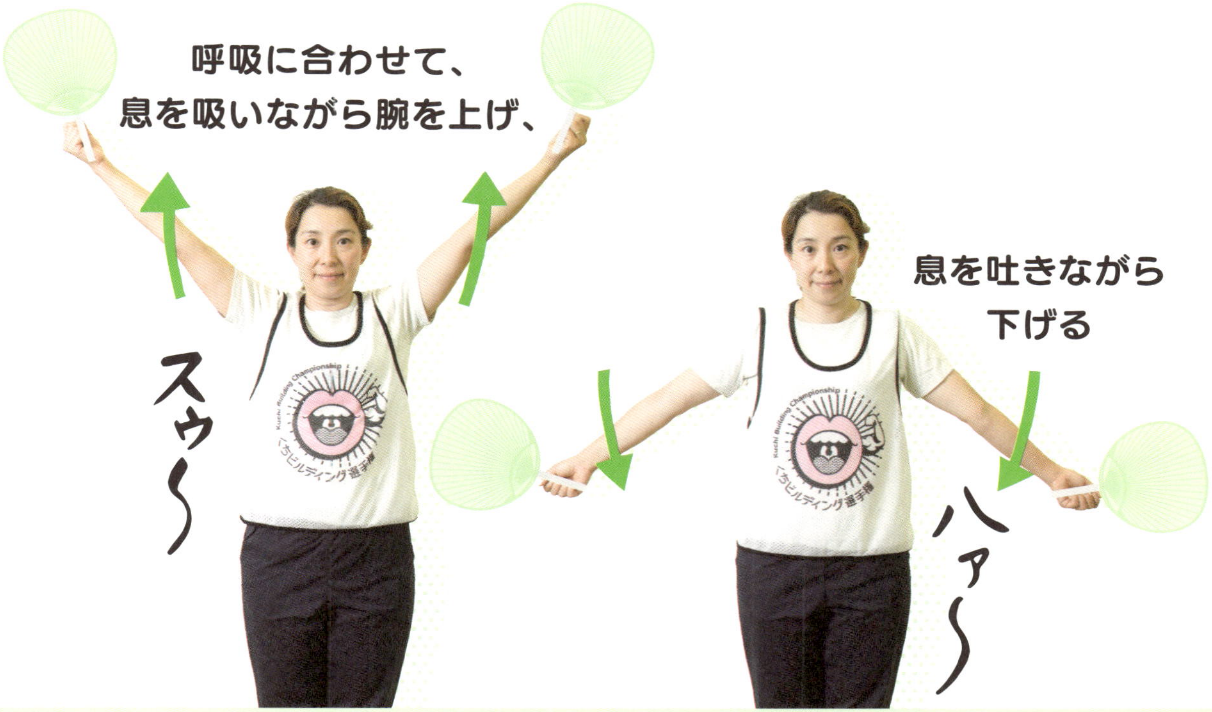

呼吸に合わせて、息を吸いながら腕を上げ、

息を吐きながら下げる

ポイント

腕を動かす時に、連動して動く肩甲骨にも意識を向けてみましょう。できるだけ胸を張り、腕を下ろした時に両側の肩甲骨を寄せてみましょう。腕を上げると痛みが出る場合は、肩の上げ下げだけでもOK！楽しみながら腕の筋肉が鍛えられます。

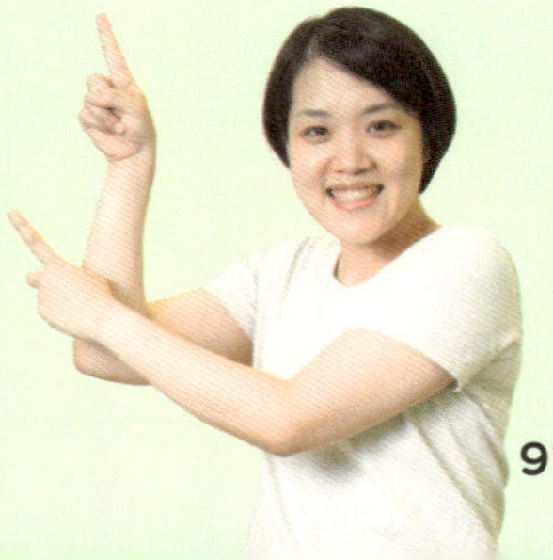

38 | 気合いのどすこい！

1日の始まりに気合いのしこ踏み。
股関節を意識して、10回やってみよう！

1. 肩幅より少し広めに足を広げ、腰を落とします
2. 腰を落としたまま、しこを踏みましょう

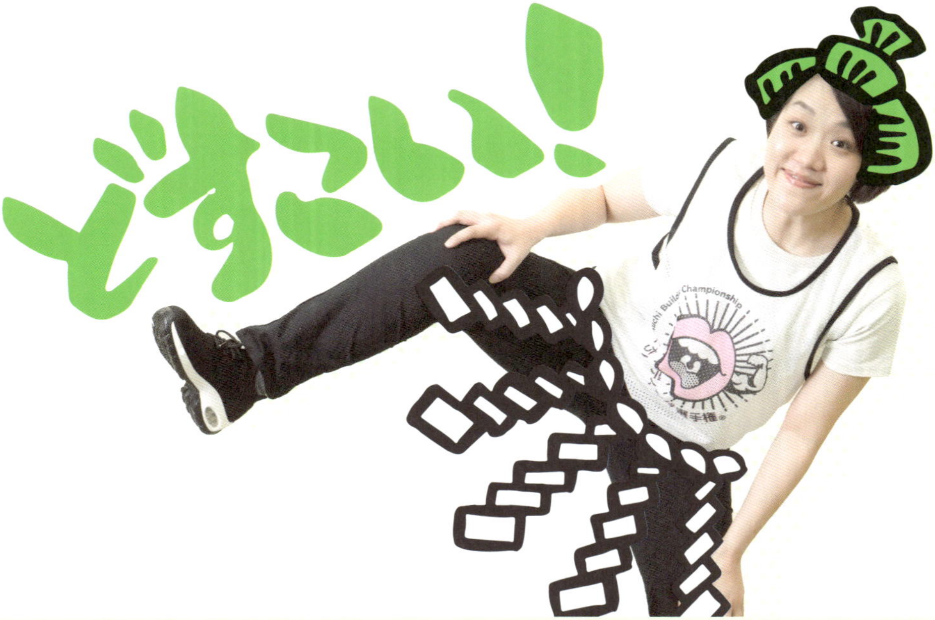

効果

全身の筋量アップ

準備するもの

椅子や机

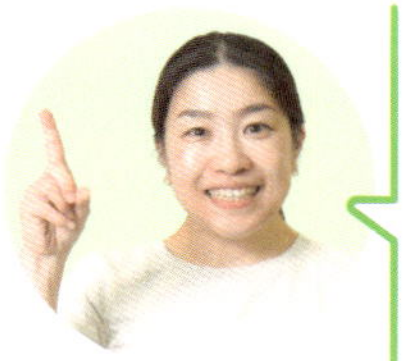

楽しむコツ

力士になりきって、「どすこい！」のかけ声と一緒にやってみよう

バランスが不安な人は安定したものにつかまったり、椅子に座って手で足を支えてもOK！

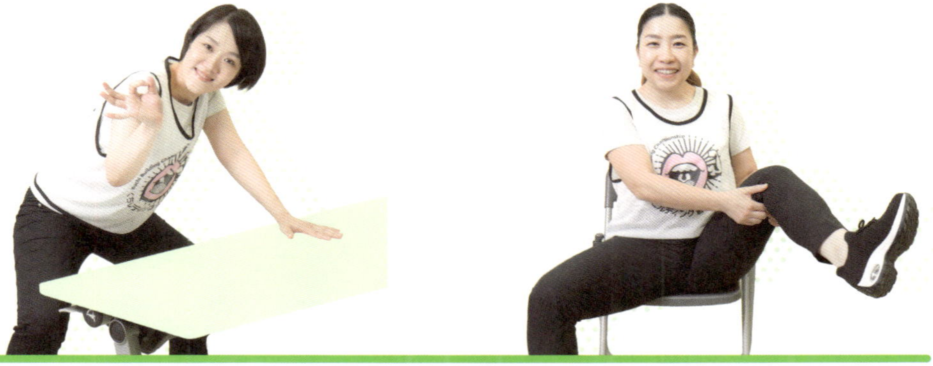

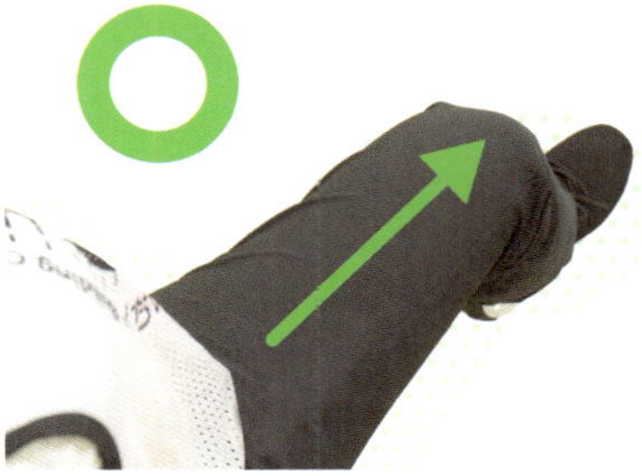

膝とつま先が同じ向きになるように股関節を広げるとより効果的です

ポイント

足を上げる運動に見えますが、実は反対側の支える力を鍛える運動にもなります。支える力が弱いと、もう一方の足が上げにくくなります。支える側のかかとに体重がのるように意識しましょう。＊バランスが不安な方は机や椅子を使いましょう。

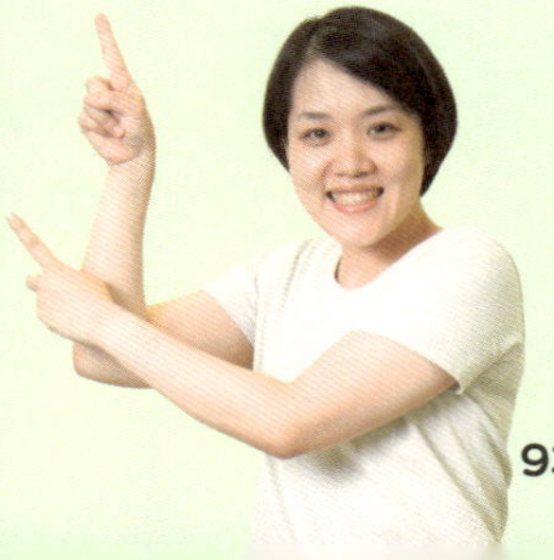

「からだ」をととのえる

39 | 推しに壁ドン♡

壁の前に肩幅に足を開いて立ち、両手で壁をプッシュしよう！この時、大きな声を出すとより効果的。推しに向かって想いを叫ぼう！

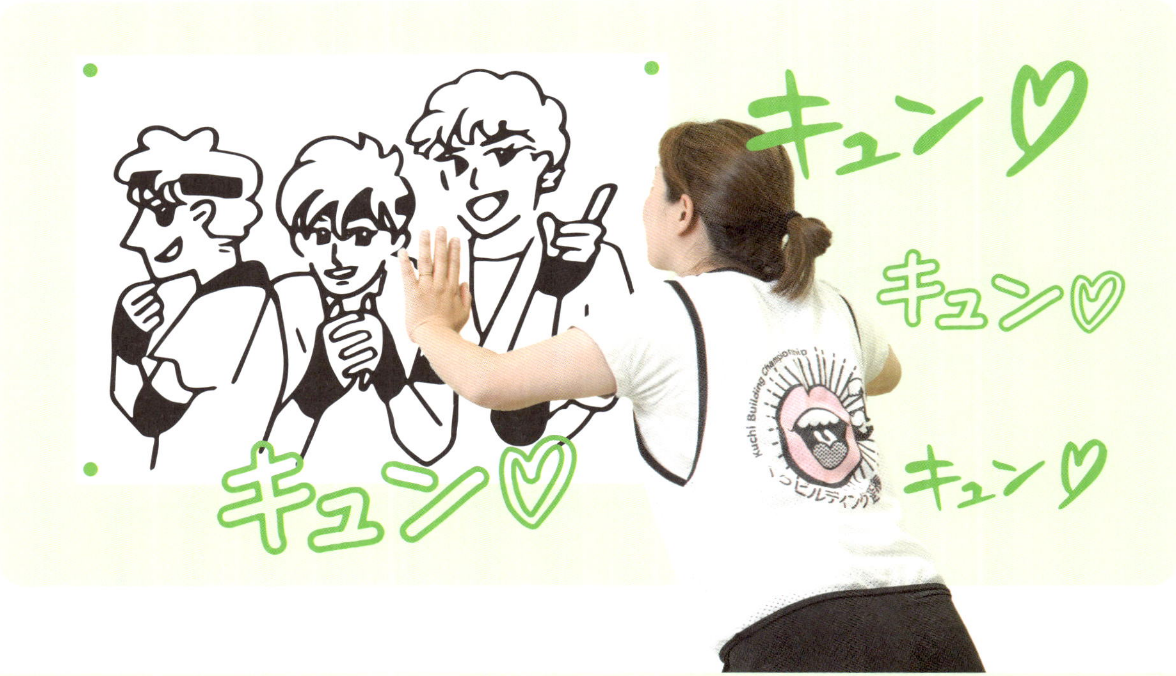

効果

全身の筋力アップ
飲み込む力をつける

準備するもの

大好きなあの人（推し）の写真

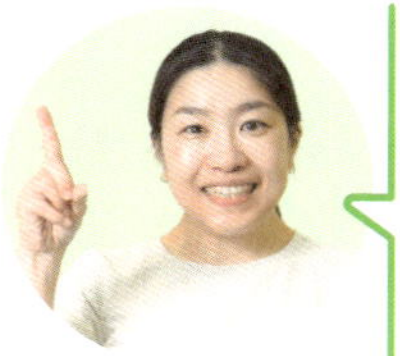

楽しむコツ

大好きなあの人の写真を壁に貼ってやってみるとドキドキUP

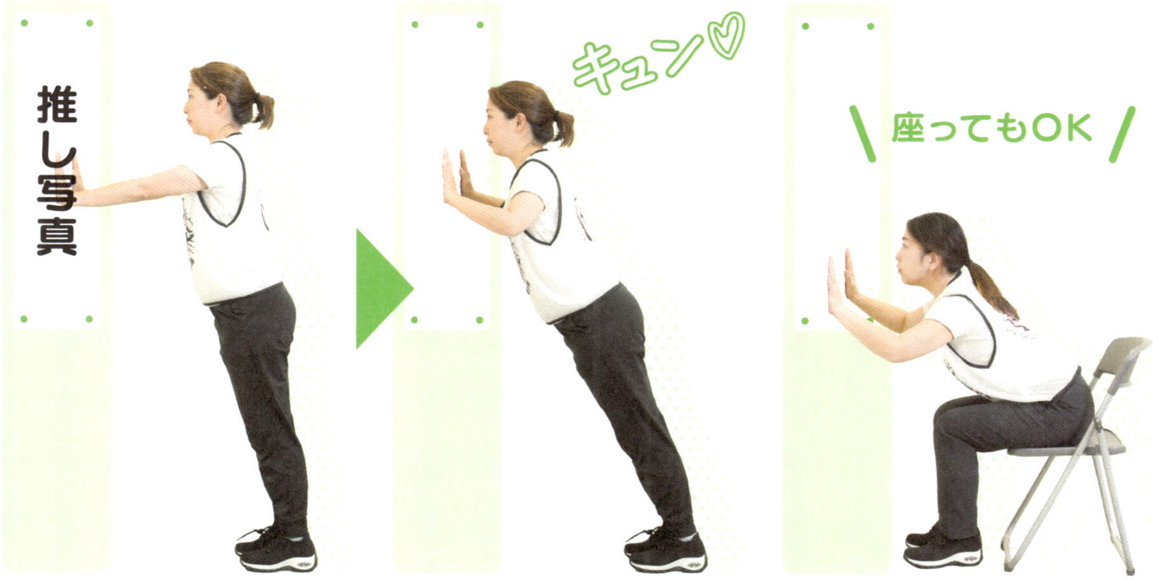

「推し」とは自分が特に応援したい対象です♡
（アイドルや俳優、キャラクターなど自由）

ポイント

立って行うことに不安がある人は、壁に向かって座りながら行っても◎。座って実施するのも難しい時は枕やクッションを力強くぎゅ～っと抱きしめるだけで腕の筋トレ効果があります。

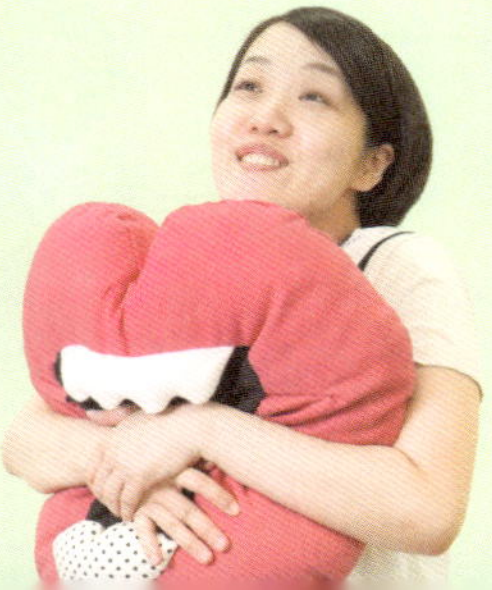

40 | 変速体操・第一

みんなが知っているラジオ体操、いつものテンポを遅くして、あえてゆっくりやってみよう！

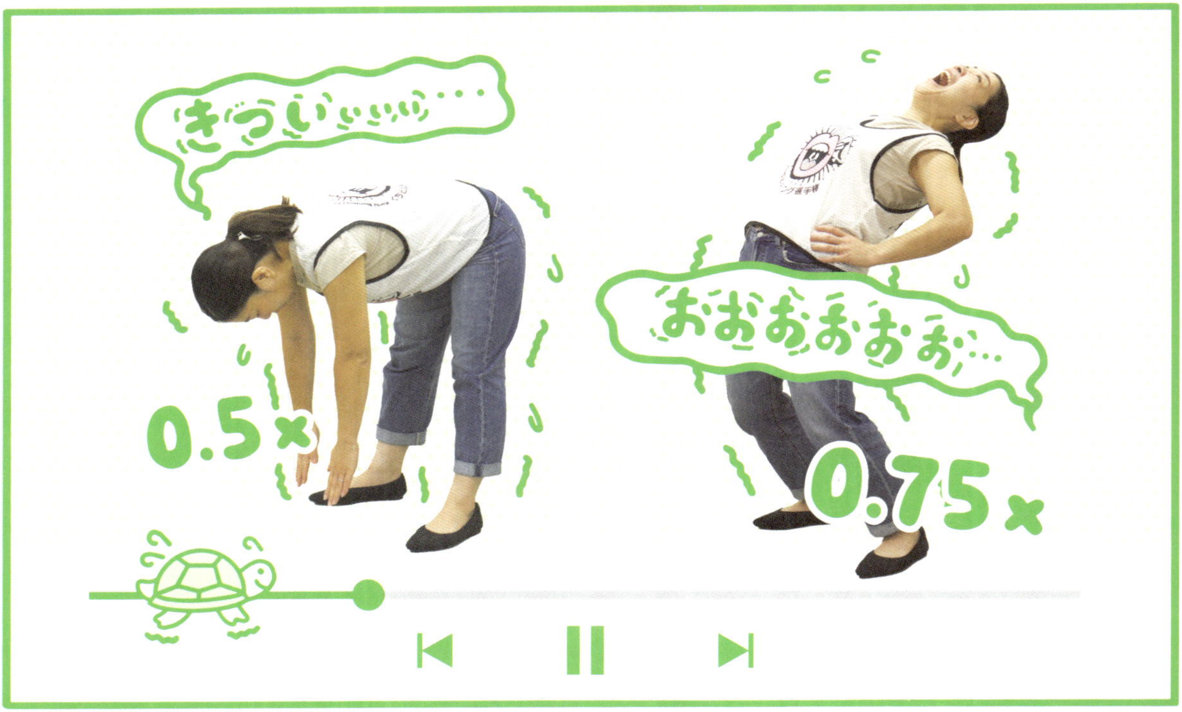

効果

全身の筋力アップ
柔軟性が上がる
楽しむ心が刺激される

準備するもの

ラジオ体操の再生速度を変えられる機器
動きやすい服
椅子（座って行う場合）

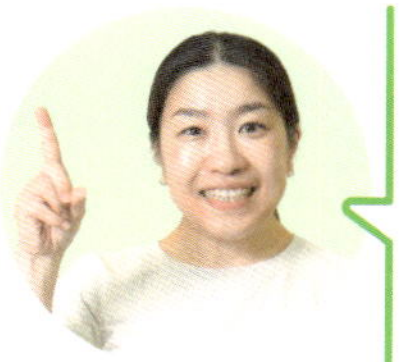

楽しむコツ

家族や仲間とやってみましょう。
動画の再生速度を調整して、
いろんなスピードで試してみて

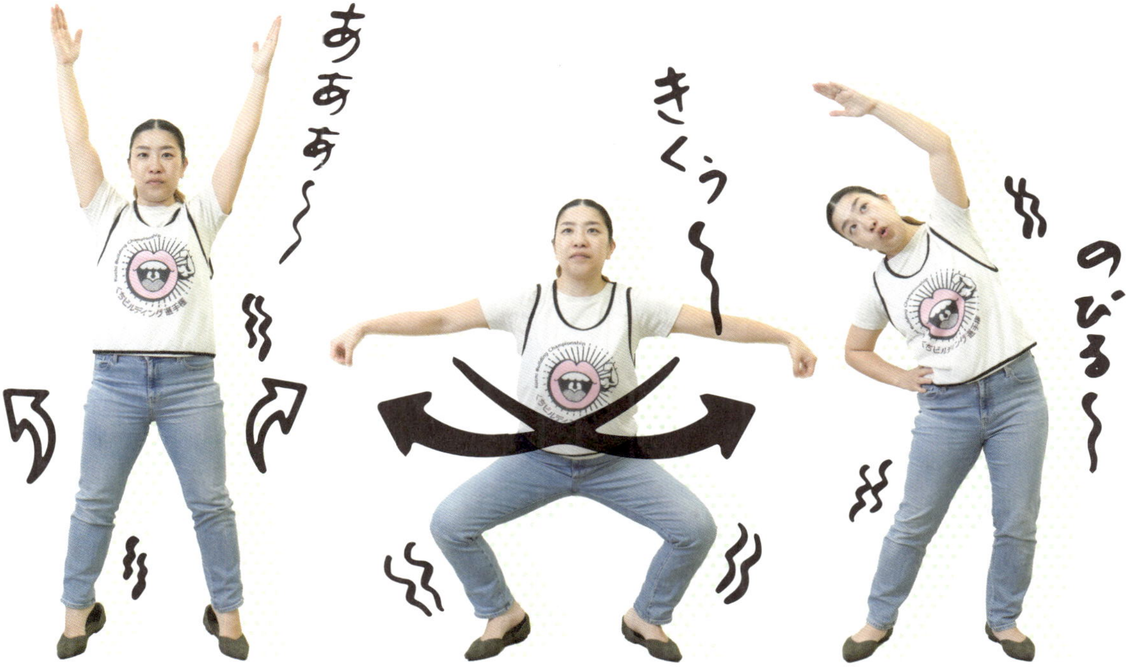

再生速度を変えられる機能を活用して、0.75倍、0.5倍、0.25倍…。
遅ければ遅いほど体幹を使います

ポイント

誰もが知っているラジオ体操をゆっくりとしたバージョンでやることで、効率よく鍛えられます。ゆっくりやることで、より負荷が強くなり、いつもより運動量が上がります。
転倒に気をつけ、体に痛みを感じる場合はやめましょう。
＊足腰に不安がある人は、椅子に座ったままで行います。

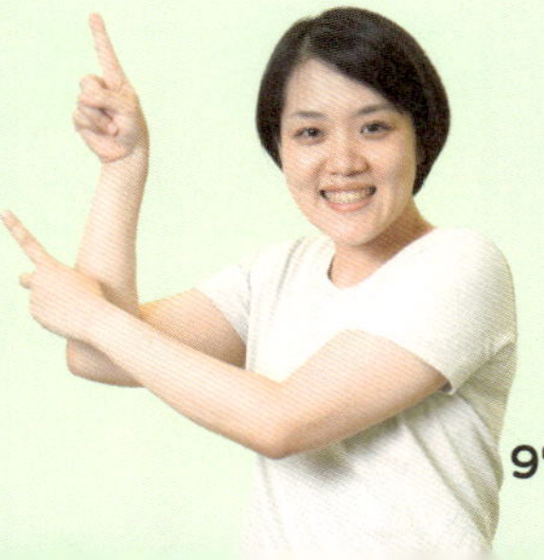

「からだ」をととのえる

41 | あしぶみ週間

足踏みをしながら、1週ごとの日付を声に出してみよう！

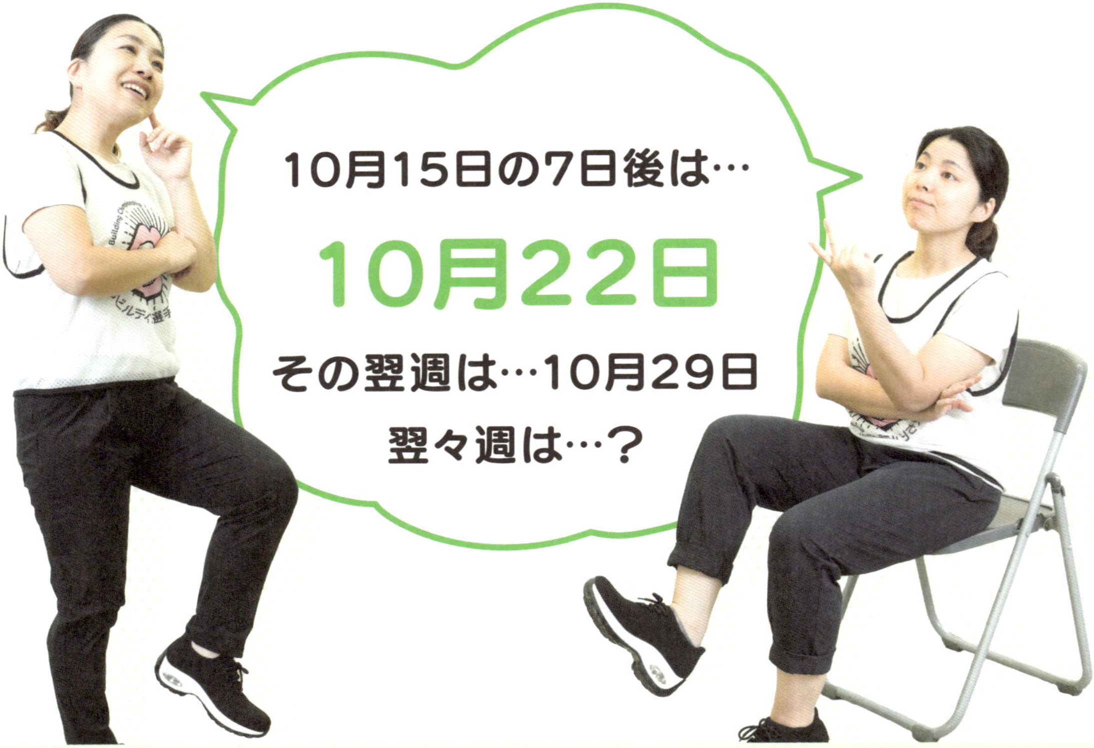
10月15日の7日後は…
10月22日
その翌週は…10月29日
翌々週は…？

効果

全身の筋力アップ
認知機能の維持・向上

準備するもの

なし

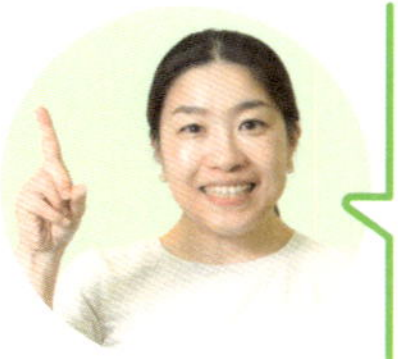

楽しむコツ

1週間前、2週間前…と過去の日付を遡る方法もGood！少し難しいと感じるお題に変えて挑戦しましょう

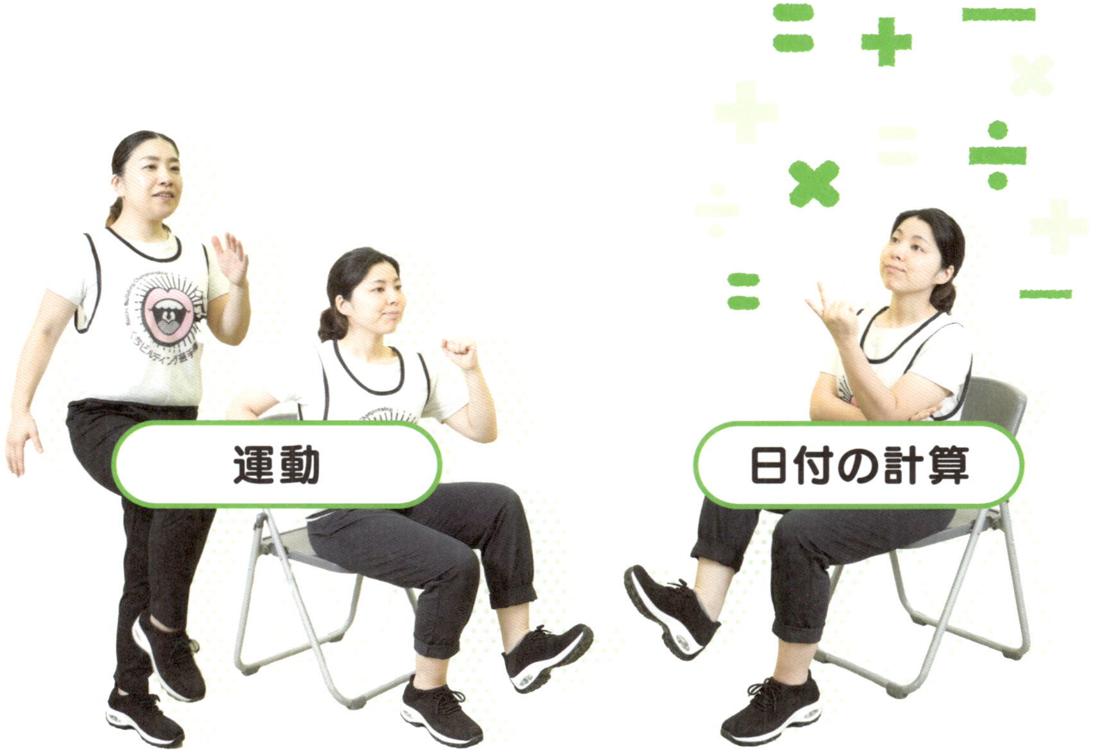

ふたつの課題を同時に行う「ダブルタスク・トレーニング」

ポイント

ダブルタスク・トレーニングは認知機能の衰えを予防する訓練として注目されています。一定のリズムで足踏みを続けながら、1週間後、2週間後、3週間後…と、日付を声に出しましょう。少しでも不安があれば、椅子に腰掛けて行ってください。

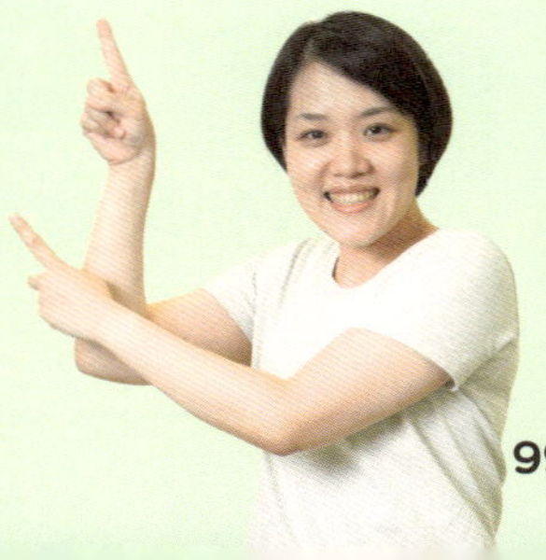

42 | くちビルドリル

長寿の秘訣が記された古文書を発見！
謎を解き明かし、健康な毎日を手に入れよう！

空欄を漢字で埋めよう

漢字編

①くしゃみで入れ歯がふっ　《ト》んだ

②　《カッゼツ》悪くて聞き取れない

③難問 さきいかが　《カ》み切れない

④　《ミソシル》飲むと　《ム》せてしまう

⑤おいしいものは　《ガマン》できない

⑥難問 　《エンゲ》が大事、　《ナカマ》も大事

答えには食べる力をアップさせるための

効果

認知機能の維持・向上

準備するもの

紙とペン

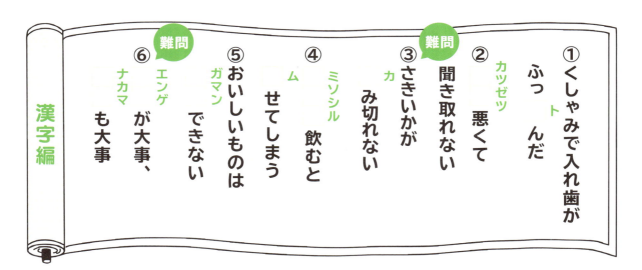

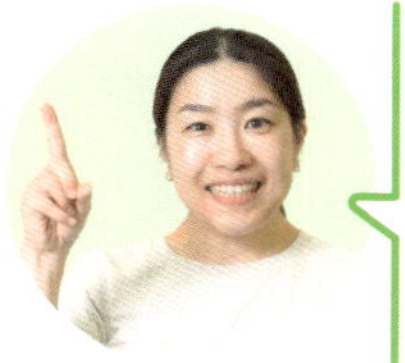

楽しむコツ

問題を自分で作ってみて、
家族や仲間に出題してみましょう

ひらがなの順番を並び替えよう

並び替え編

①外した姿見せられない

れ ば い

②くしゃみの時についつい

ょ も に れ う

③人生の目標

ぴ こ り ん ろ ん ぴ

④忘れたいこともある

い あ ま つ ー る は

⑤こまめな水分摂取が肝心

う ょ ち ね う ゅ し っ

⑥コロナ禍の人との距離

で す る ぃ す た ん
し ゃ そ ー

超難問に
チャレンジ！

メッセージが含まれています。答えはp.125へ！

ポイント

認知機能は食べる力にもかかわってきます。認知力が衰えると、食べ物が分かりにくくなったり、口の中の刺激に弱くなったりして食べる力も衰えてきます。脳を鍛えることで、食べる力もアップさせましょう。

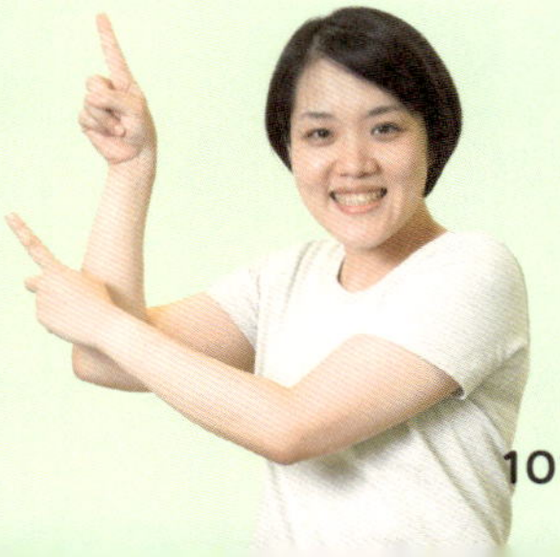

「からだ」をととのえる

43 | 栄養ビンゴ

1日の食事内容で当てはまるビンゴの項目に丸をつけよう！タテ・ヨコ・ナナメいくつ達成できるかな！？

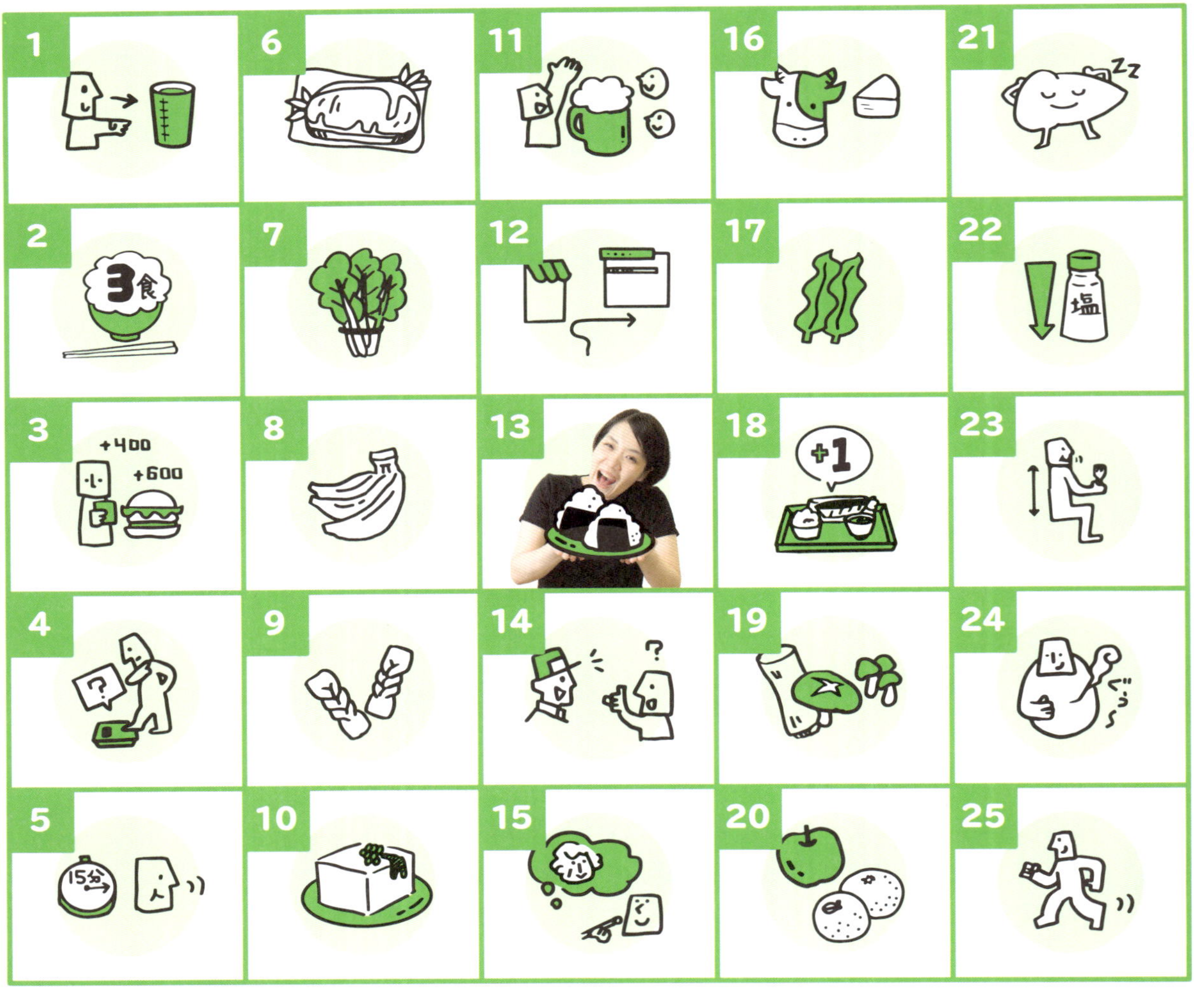

栄養ビンゴチャレンジリスト

ビンゴとリストを照らし合わせながら挑戦してみよう！

1 1日の水分量を計ってみる
2 1日3食、食べる
3 摂取カロリーを計算してみる
4 体重を測定する
5 15分以上かけて食事
6 赤色の食材を食べる
7 緑色の食材を食べる
8 黄色の食材を食べる
9 黒い色の食材を食べる
10 白い色の食材を食べる
11 友達や家族を外食に誘う
12 いつもと違うスーパーに行ってみる
13 食事を楽しむ！
14 店員さんにおススメの食材を聞いてみる
15 感謝したい「あの人」を思い浮かべる
16 乳製品を食べる
17 海藻類を食べる
18 いつもより1品増やす
19 キノコ類を食べる
20 果物を食べる
21 休肝日をとる
22 いつもよりちょっぴり減塩する
23 姿勢を正して食べる
24 空腹を感じる
25 いつもより運動する

ポイント

ビンゴを参考に、普段の食事にひと工夫をして、食事に彩りとバランスを加えてみよう！
どうしても1日で達成できない時は、2日間にわたって挑戦するのもおすすめです！

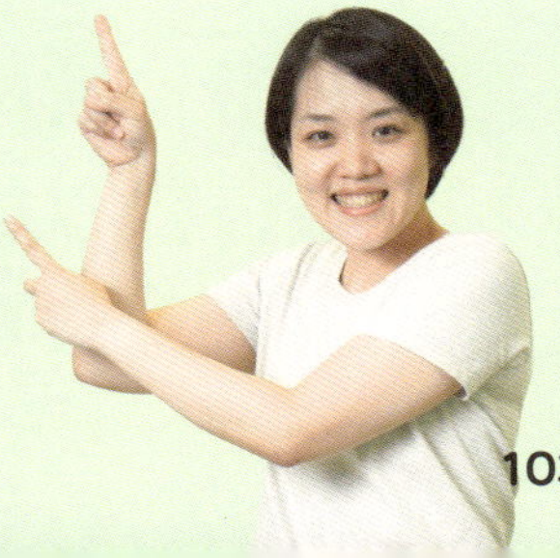

街中アドベンチャー
44 | 日常を再発見！なりきり探検隊

今日は探検家になりきって違った視点で街に出よう。３つのミッションからひとつを決めて街に繰り出し、いつもの散歩や買い物に新しい発見や驚きを！いくつ攻略できるかな？

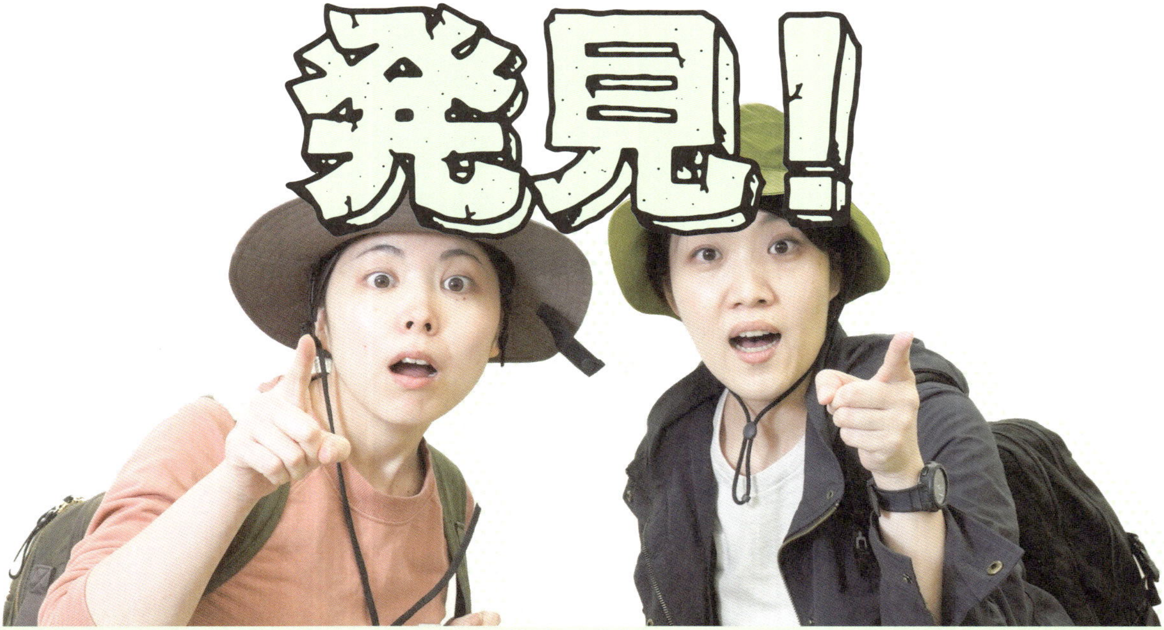

効果

楽しむ心が刺激される
認知機能の維持・向上

準備するもの

わくわくする気持ち
飲み物

ミッション❶ お散歩編

カメラやスマホを持って、街角収集へレッツ・ゴー！

- めずらしい絵柄のマンホールはどこに！？
- 四葉のクローバーを探せ！
- 個性的な表札や郵便受けの家に注目！
- いざという時に役立つAED・消火栓をチェック！

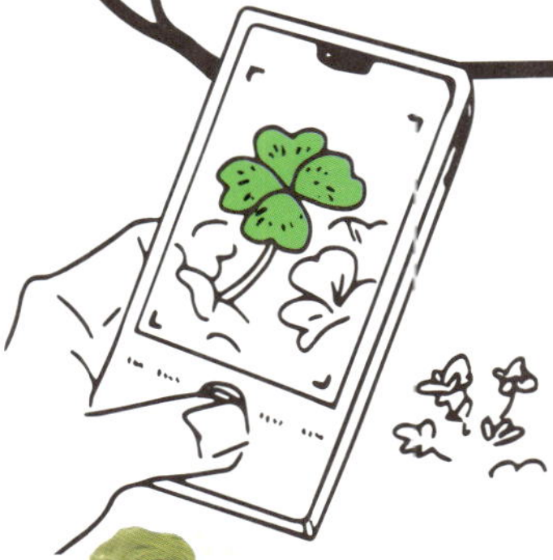

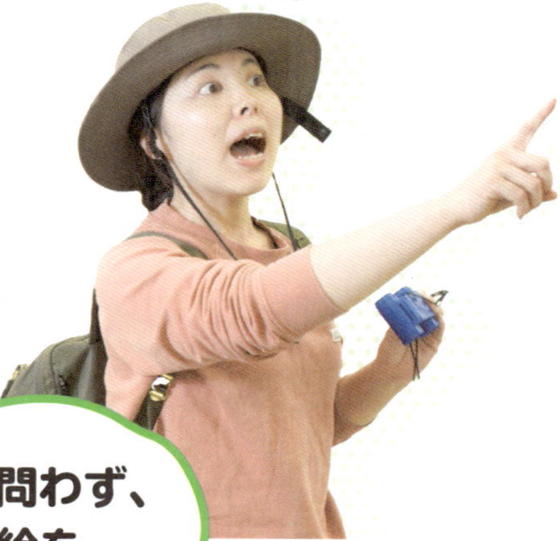

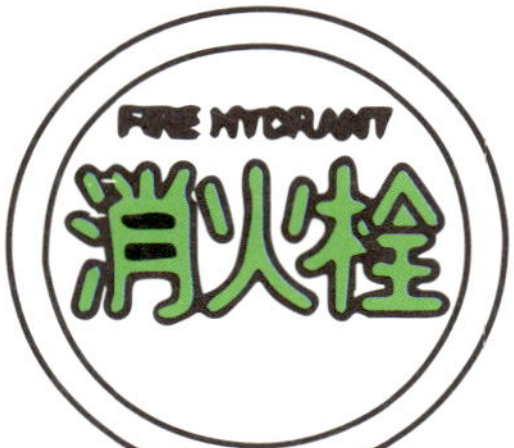

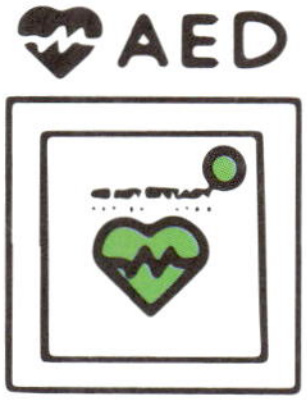

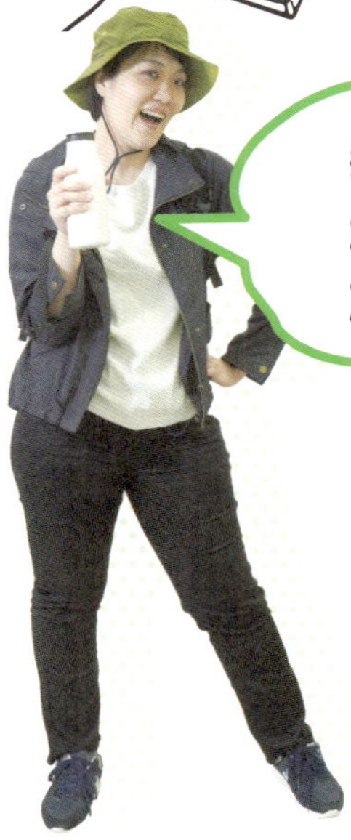

季節を問わず、
水分補給を
忘れずに！

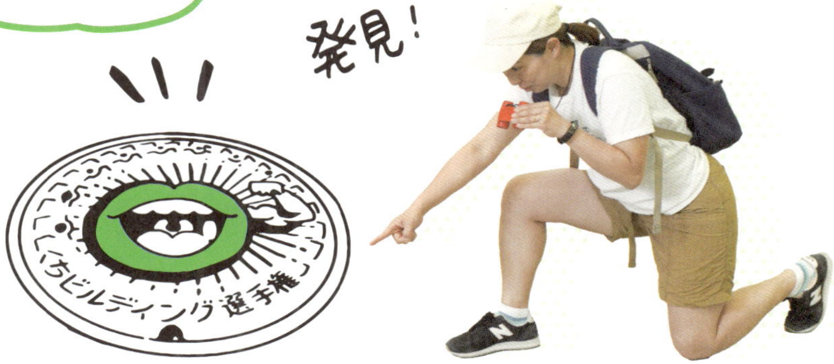

ミッション❷ 専門家なりきり編

専門家になりきって街の中を深掘りしてみよう！

- 地震の専門家になりきり耐震不足の危険な建物を探せ！
- 外交官になりきり案内表記が何か国語対応かチェック！
- 音楽家になりきり騒音や空間の音響に耳をすませよ！
- 地元新聞記者になりきり街の新着情報を探せ！
- 長老になりきり街中の人に会釈や挨拶をしよう！

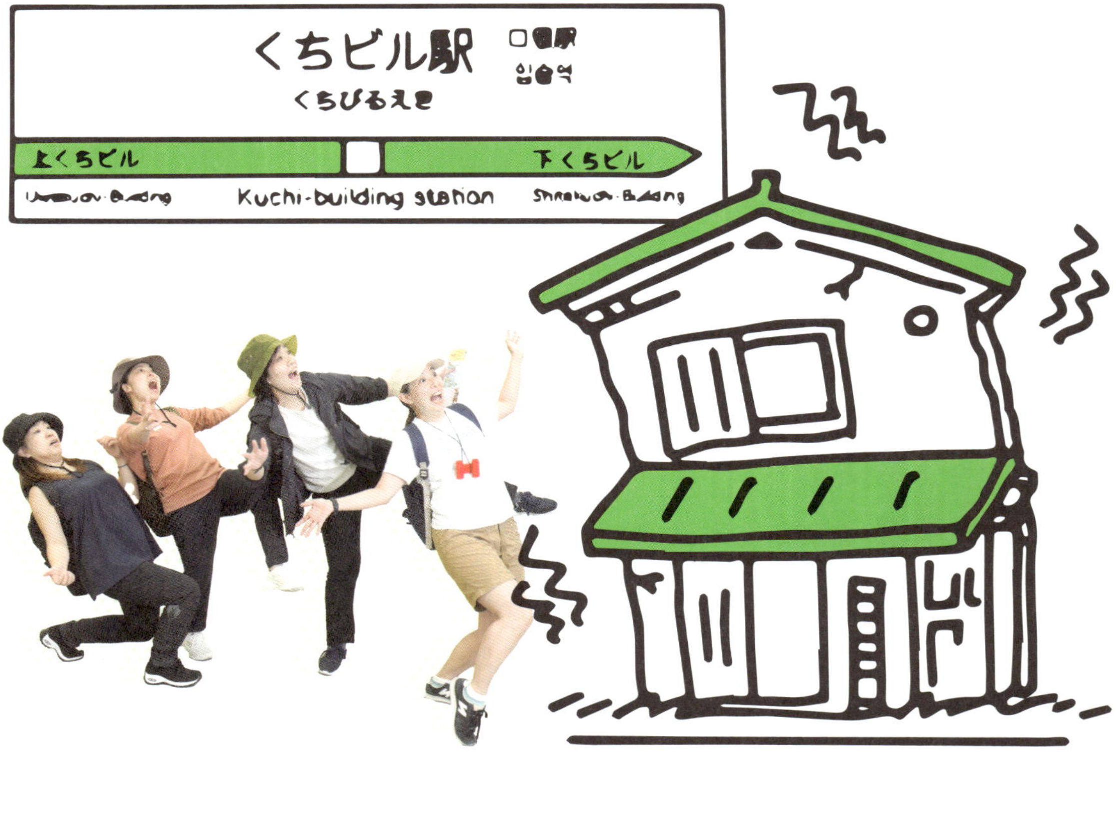

ミッション❸ お買い物編

いつも行くスーパーを探検だ！掘り出し物の発見のため、いつも以上に目を凝らして商品を見てみよう！

- 半額セールの商品を探せ！
- ゾロ目レシートをゲットせよ！
- 旬のコーナーや地元コーナーをチェックせよ！
- 店員さんのおススメを聞いたり「これは！？」という品があれば値切ってみよう！

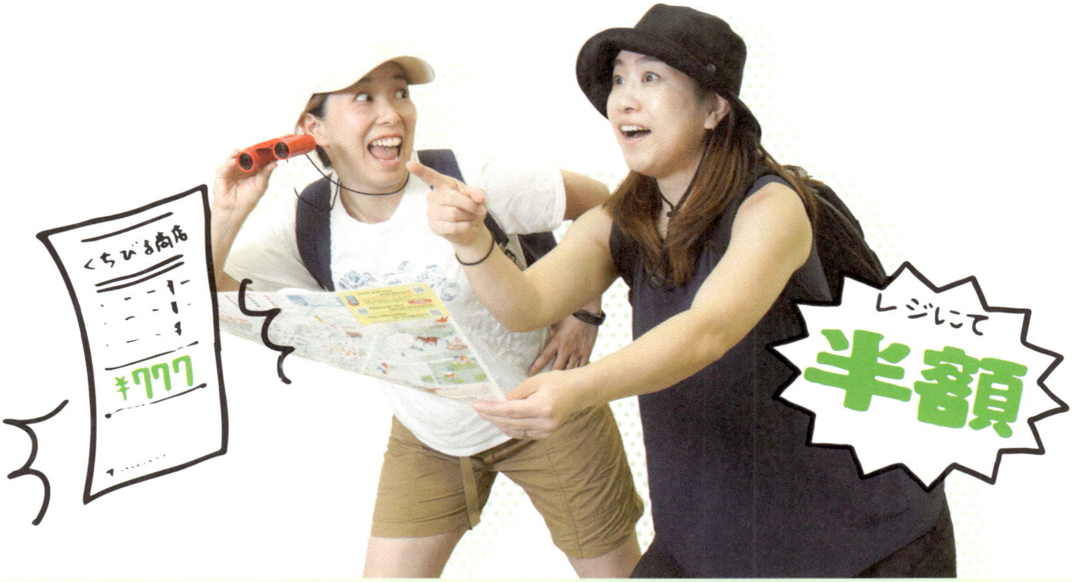

ポイント

今日は、こどもの心に戻り、興味・関心のセンサーを研ぎ澄まして外に出てみましょう。いつもの日常と違った風景が見えてくるかも？探検で見つけた発見を、友人や家族との話題にしてみよう！

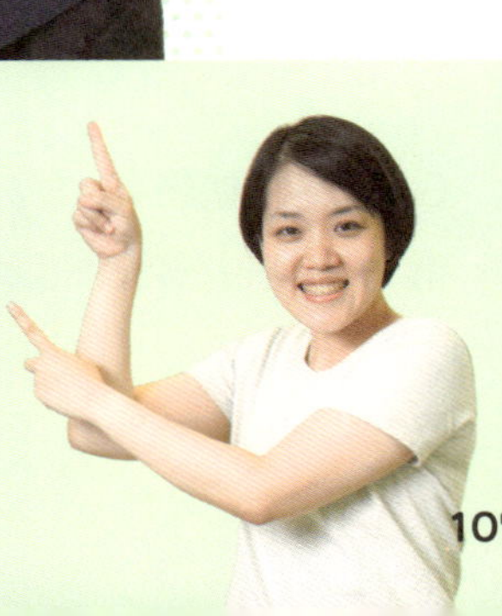

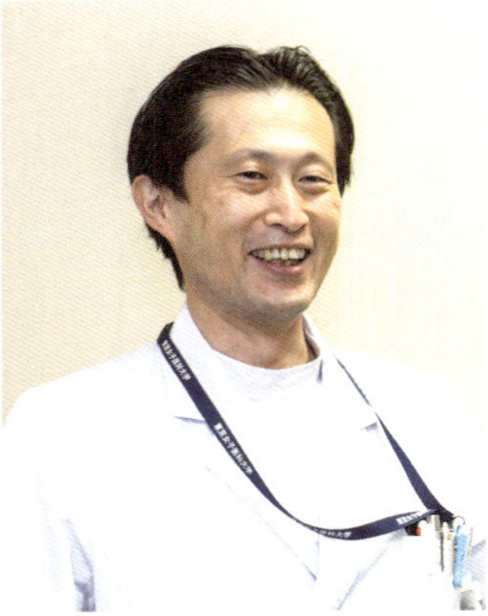

アドバイザー

リハ栄養のパイオニア！ 若林秀隆医師へのGNCインタビュー

若林 秀隆　わかばやしひでたか

東京女子医科大学教授 リハビリテーション科医師。リハビリと同時に適切な栄養ケアを行うことでリハビリの効果を高めることができる「リハビリテーション栄養（リハ栄養）」という分野を確立させ、その普及啓発に努める。医原性サルコペニアを予防し、医原性の寝たきりや摂食嚥下障害を減らすことを目指す。

インタビュアー

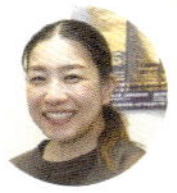

清水

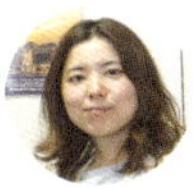

児島

GNC：リハビリテーションの領域の中で、決してメジャーとは思われていない「食べること」、栄養分野のパイオニアとして活動してこられたきっかけを教えてください。

若林：今から20年以上前、2001年に脳梗塞で嚥下障害が重くなった患者さんのリハ医を担当した時に、**リハビリテーションは頑張ったのですが、主治医が栄養管理をしっかりしていなかったために餓死してしまった**ことがありました。その痛い経験から始めたのがきっかけです。ただし、**いまでも栄養管理が悪くて餓死している患者さんは世の中にいらっしゃるということは、読者の方々にも伝えたいことです。**

GNC：活動当初、リハ栄養の分野に手応えや魅力を感じた部分はどこですか。

若林：栄養サポートチームを2004年に立ち上げました。**栄養管理をしながらリハビリテーションをしていくと、こんなによくなるんだ！**という驚きがとても大きかった。いままで、リハビリテーションだけだったのが、栄養も含めて診ていくと、「せいぜい屋内歩行だけだろうな」と思っていた人が外を歩けるようになったり、「食べられないだろうな」と思っていた人が普通食を食べられるようになったりと、劇的によくなるのです。

GNC：先生は、リハ栄養にとどまらず、ポジティブ心理学などの心理面や、社会文化的な背景にも焦点を当てた診療や研究活動をされていますよね。

若林：これらも、私の中では、リハビリテーションの枠は超えていないんですね。そもそもリハビリテーションというものは、心理も社会も、人文的なことも含まれています。身体面のところは、当然エビデンスを積み上げています。さらに**患者さんに生きがいを持って、生活の質を上げてもらうには、身体面以外の分野からのアプローチが必要なのです。**その意味で、リハチームの中に、理学療法士や作業療法士以外の人たちをいかに巻き込んでいくかをテーマとしてやってきました。

GNC：いろんな分野の領域の人たちを巻き込んでいくということは、若い頃からやってこられたのですか。

若林：いや、全然（笑）。リハ栄養をやり出してからですね。もともと栄養分野は、自分にとってはアウェーだったわけですから。栄養学を独学に近い形で学んでいって、医療と栄養をつなぎ合わせたのです。私は経済学者のピーター・ドラッカーが好きでして、異分野の結合がイノベーションにつながるという、ドラッカーの言葉どおりにやってきた結果なんです。**リハ栄養の本を2010年に出したのですが、**それが想像を超えた大好評でした。研究に先

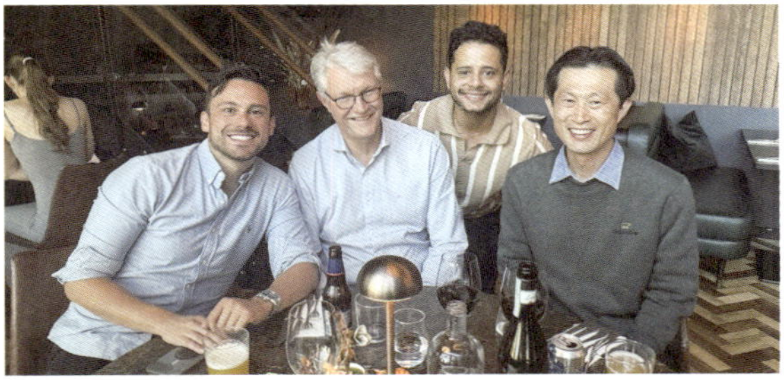

仲間との会食も楽しみの一つ。

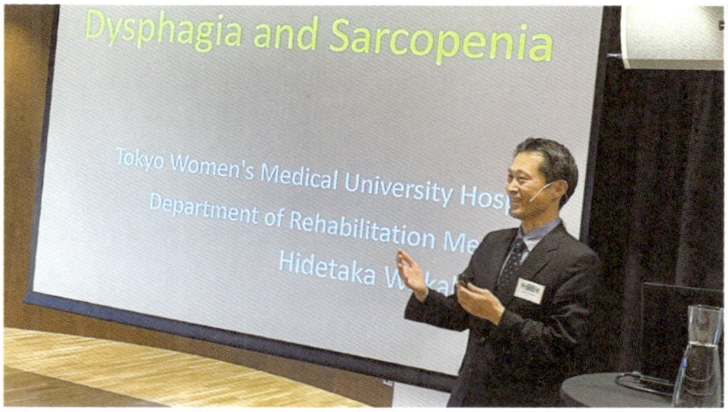

海外での学会発表の様子。

行して**リハ栄養というコンセプトがブレイクしちゃったんです。そこで、たくさんの仲間もできました。**

GNC：くちビルディングの第一印象はどのようなものでしたか。

若林：いやぁ、やっぱりインパクトがありましたよ。当時はまだ、オーラルフレイルという言葉もそれほど知られていなかった頃に、こんなことをやり出したっていうのは、相当なイノベーションだと思いましたね。リハビリテーションの**私の立場では、食べられなくなってからの人を診ることが多いのですが、確かに嚥下というのはもっと手前の段階で予防しなくちゃいけないと思っていたので、そこに貢献できるプログラムを作る、すごい若者たちが出てきたなと思いました。**

GNC：ありがとうございます！ところで、先生の大好物と、健康の秘訣を教えてください。

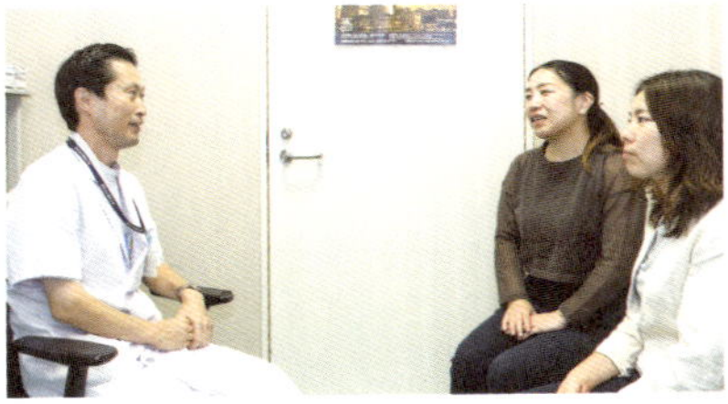

「くちビルディングはインパクトがありましたよ」と若林医師。

若林：食べ物ではマンゴーなのですが、飲み物のほうが好きで、やっぱり日本酒とワインかな。**今後、老化で自分の口腔機能が悪くなったら、嚥下しやすい炭酸のアルコールに切り替える予定です（笑）。**運動は1日1万歩歩いて有酸素運動をしているのと、NHKのテレビ体操は毎日やっています。食事は、主食は少なめに、たんぱく質と野菜をたくさん摂るようにしています。職場の近くにはおいしいごはん屋さんが多いですからね。そして、学びです。いろんな分野の本を読んだり、クラシックコンサートに行ったり、これまた職場の近くにある新宿御苑で花を見るのが好きです。これまた私がテーマにしている、地域資源の活用ですね。

若林医師の推しプログラム

GNC：先生の「イチ推しプログラム」を教えてください。

若林：最初のおすすめは、**気合いのどすこい！****（p.92）**です。これがプログラムの中では一番**筋トレ効果が高そうですね。筋トレをすると、身体にはもちろん、のどにもいいので選びました。**まさしく「気合い『のど』すごい！」ですね（笑）。もう一つが、私が毎日テレビ体操をしていることもあって、**変速体操・第一****（p.96）**です。これは、**ゆっくりやるのもありだし、はやくやってもいい**ですね。ゆっくりやるほうが、確かに負荷は大きいのですが、時間が長くかかるので、時間当たりの負荷量を考えると、1.2倍速でも1.5倍速でもいいと思います。

運動って、毎日継続することが大事で、習慣化するためには、テレビ体操・ラジオ体操はうってつけですね。**運動は、心にも効くし、認知機能にも効くのでいいですよね。**

GNC：どんな層の人たちにくちビルディングをすすめたいですか。

若林：高齢者ももちろんですが、**私みたいに「若い時よりむせるようになってきた」という人は、のどだけではなくて全身の筋肉も落ちてきているので、そういった40代、50代からおすすめしたいですね。**弱りきってから鍛えるよりは、それ以前から鍛えておくほうがいいですよ。

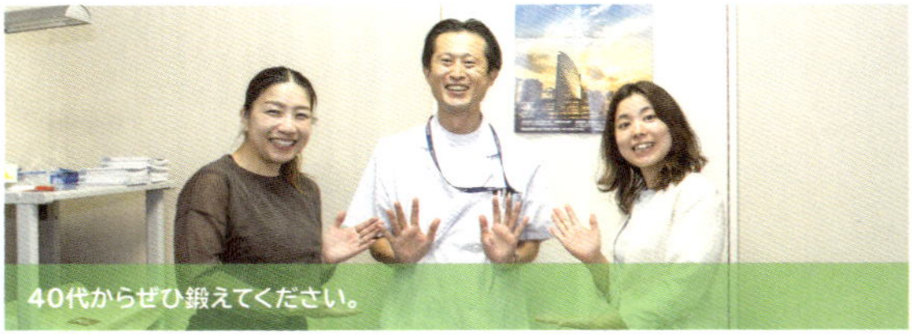

40代からぜひ鍛えてください。

No.45〜50

「えがお」をみがく

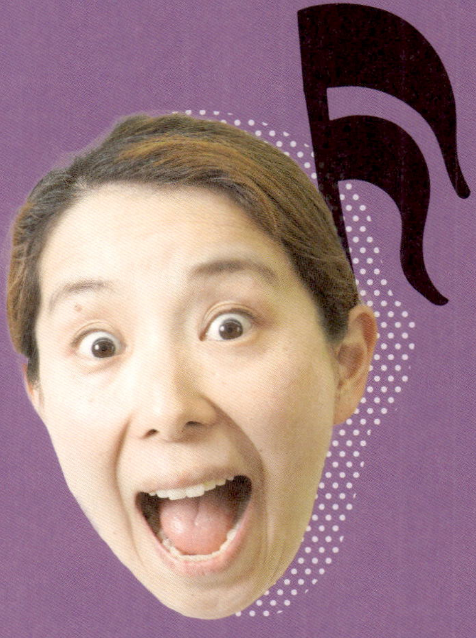

ポイント解説者
高橋 絵美（言語聴覚士）

「えがお」をみがく

45 ｜ ベロを回して舌好調！

上下の歯ぐきをなぞるように右回り・左回り、ベロで円を描いてみよう

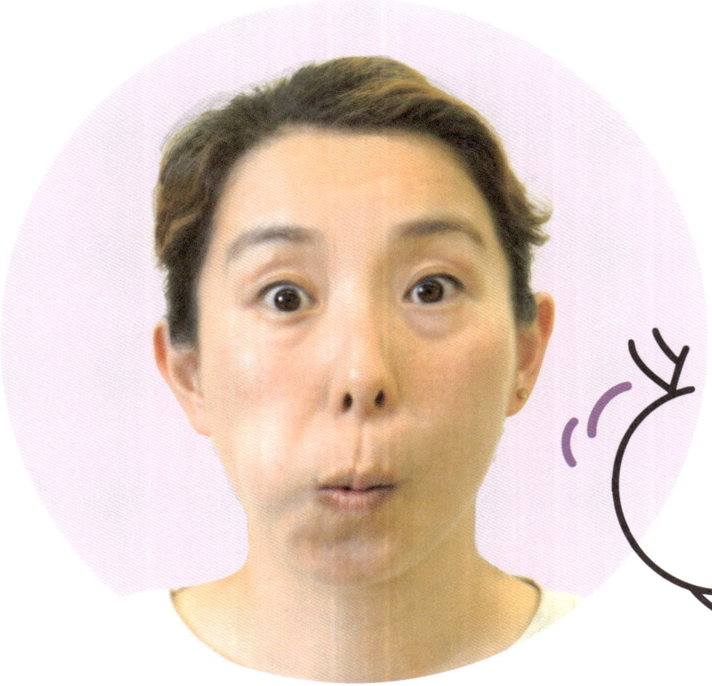

1周15秒かけて
大きくゆっくり

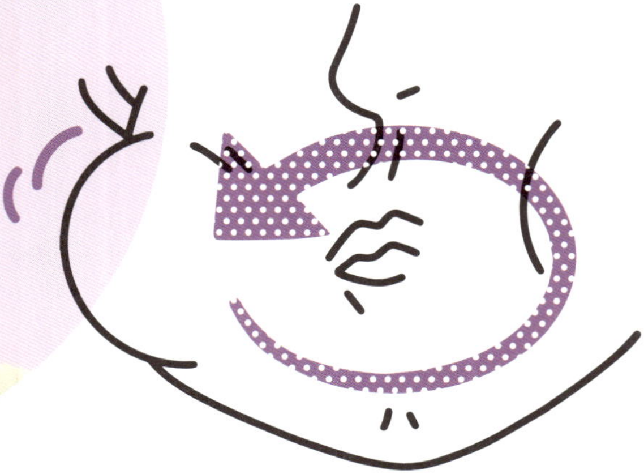

効果

顔まわりがすっきりする
ほうれい線予防
いびきの改善
ベロの力をつける

ポイント

ベロで頬を押し出すように口の内側からぐるりと1周回して、ほうれい線を刺激します。ベロの筋肉のトレーニングにもいいし、あごがすっきりして小顔効果も。ベロを鍛えることで、寝ている時にベロがのどの奥に落ち込むことも防げて、いびきの改善にもつながります。

「えがお」をみがく

46 | 束の間の頭皮硬《とうひこう》

あたま、カタクないですか？
頭・顔・首の筋肉を指先の腹でマッサージしましょう

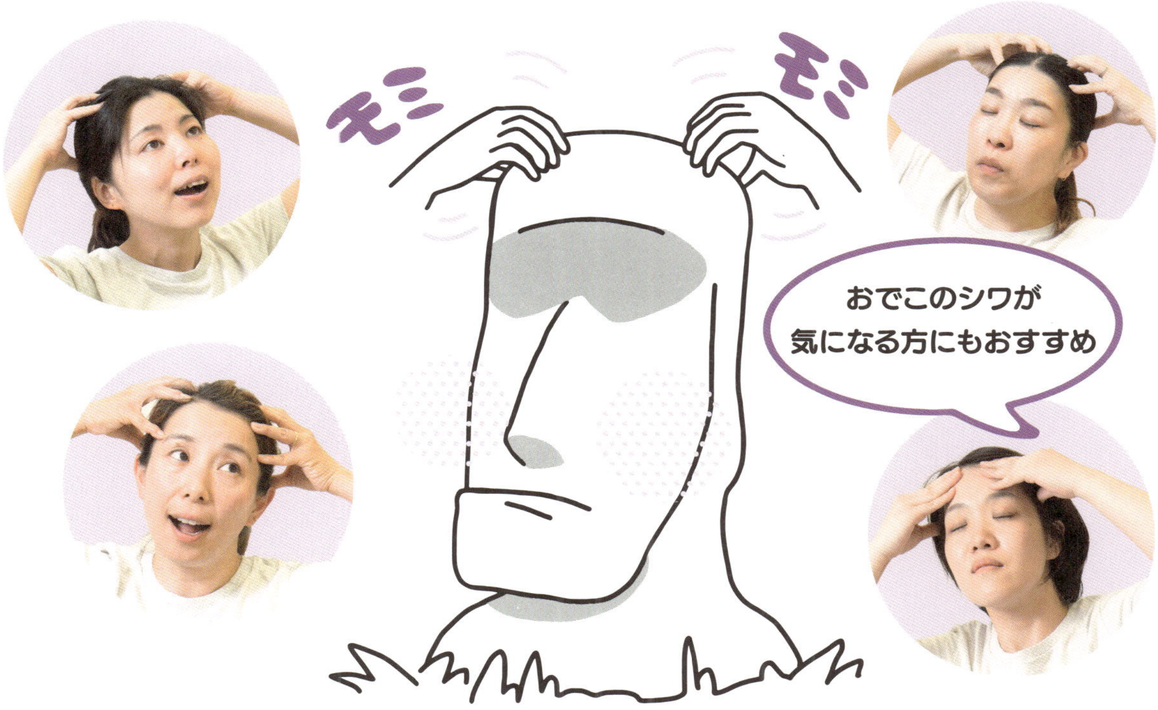
モミ
モミ
おでこのシワが
気になる方にもおすすめ

効果

顔のしわ予防
表情が豊かになる
顔まわりがすっきりする
筋肉の緊張がほぐれる

ポイント

顔と頭の皮膚はつながっています。意識しないと誰もがみんな石あたま！？
頭をほぐすと顔や首まわりがほぐれて、肩こりが楽になることも。痛みのない範囲でリラックスしてちょっぴり逃避行！

47 ｜ ちゅ「ウ」してキレイに！

天井に向かってキスするように、全力で「ウ」の口に

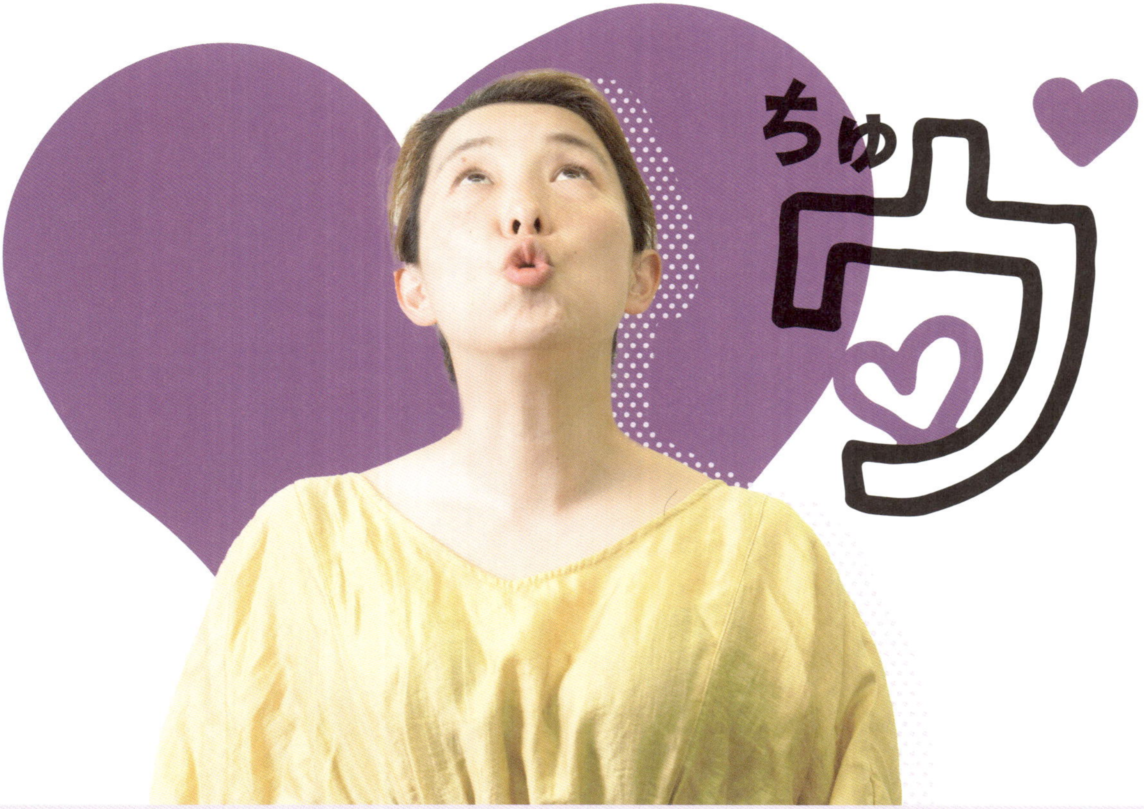

効果

顔まわりがすっきりする
表情が豊かになる

準備するもの

なし

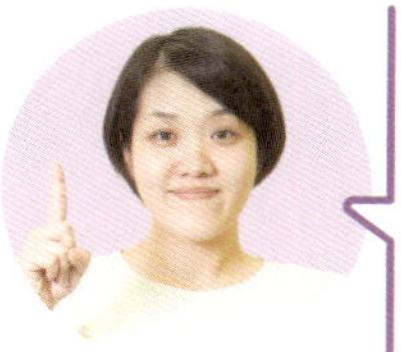

楽しむコツ

願い事や熱烈キスを送りたい誰かを思い浮かべながらやると効果アップ?

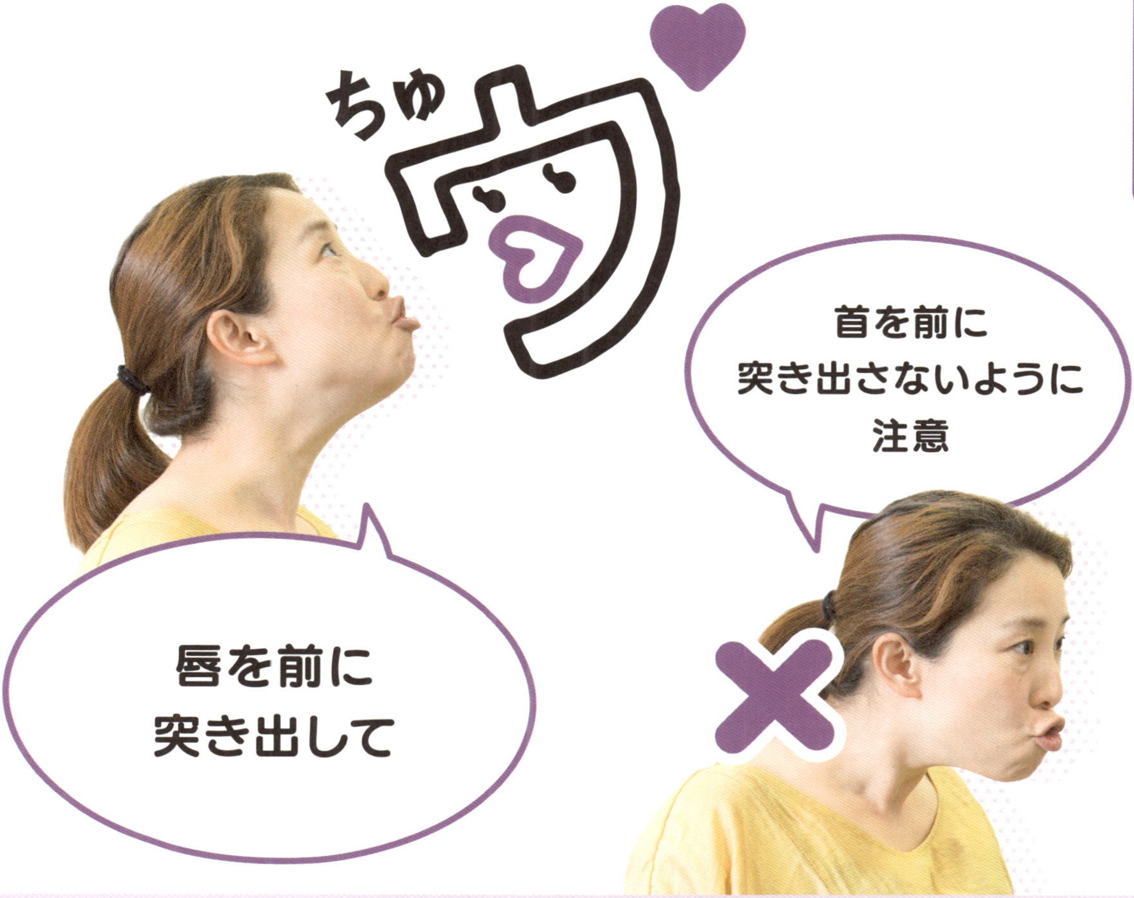
ちゅ
ウ
首を前に突き出さないように注意
唇を前に突き出して

ポイント

口をすぼめて、頬やあごの筋肉も口先に突き出すようにして「ちゅうー」っと顔全体の筋肉を寄せ集める意識でやるのがポイント。首まわり、あごまわりもすっきりします。

＊首の痛みや肩にしびれが走る場合は中止してください。

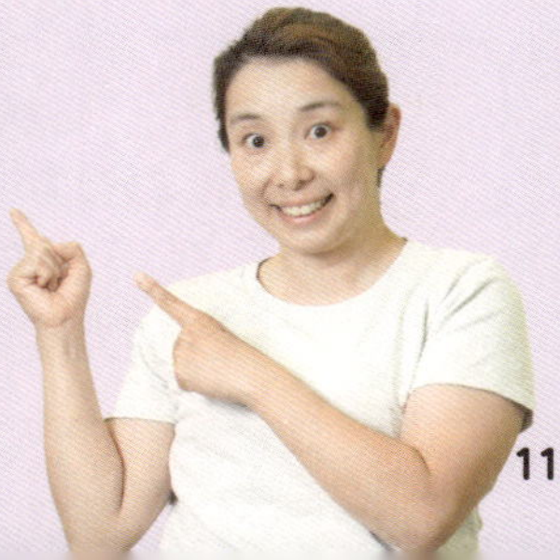

48 | 御自eyeください

眉毛をつまんでマッサージしてから
目頭を優しくほぐして日々の疲れを癒してみよう

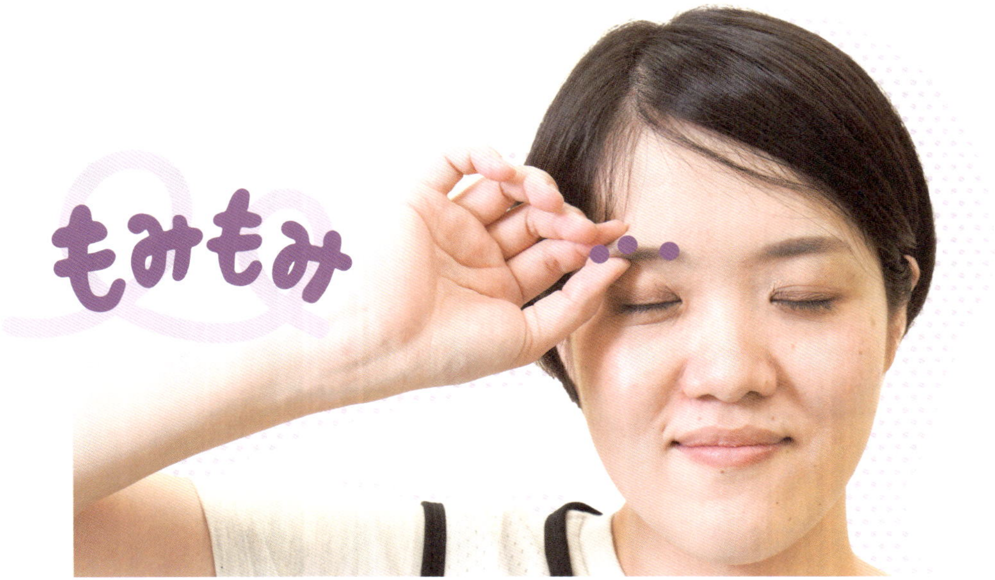

1 眉頭から眉尻にかけて軽く圧をかけながら
人差し指と中指で小刻みに揺らすようにマッサージ

効果

顔まわりがすっきりする
表情が豊かになる
筋肉の緊張がほぐれる

準備するもの

なし

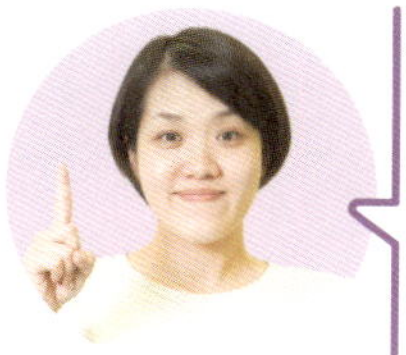

楽しむコツ

お気に入りのクリームやオイルを使うと、よりリラックスできるかも！？

2 眉頭を親指で円を描くようにマッサージ

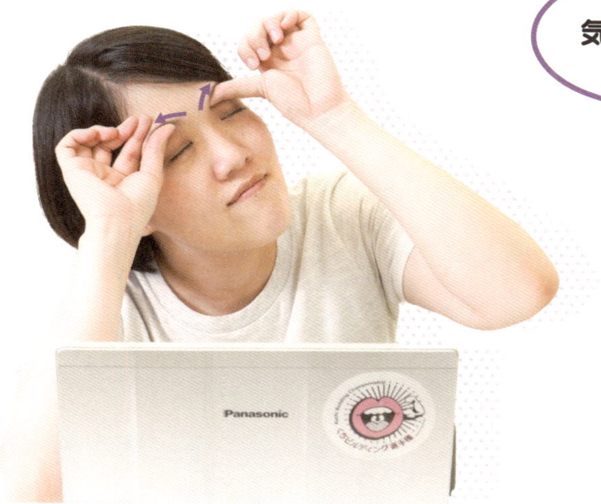

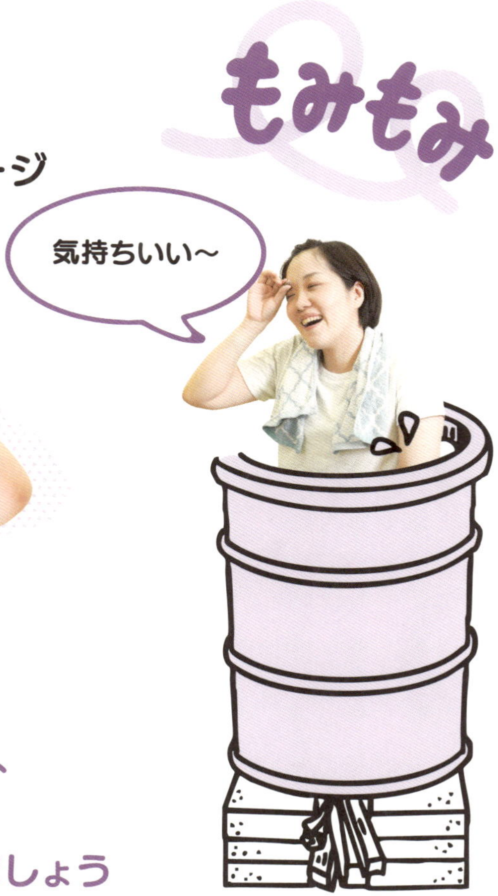

仕事の合間に、メイクの前に、
お風呂の中で…隙間時間に
目元のマッサージをしてみましょう

ポイント

マッサージをする時は、眉毛を額からはがすイメージでゆっくりと呼吸をしながら行いましょう。
「束の間の頭皮硬」（p.113）と一緒に行うとよりリラックス効果が高まります。痛みのない範囲で行いましょう。

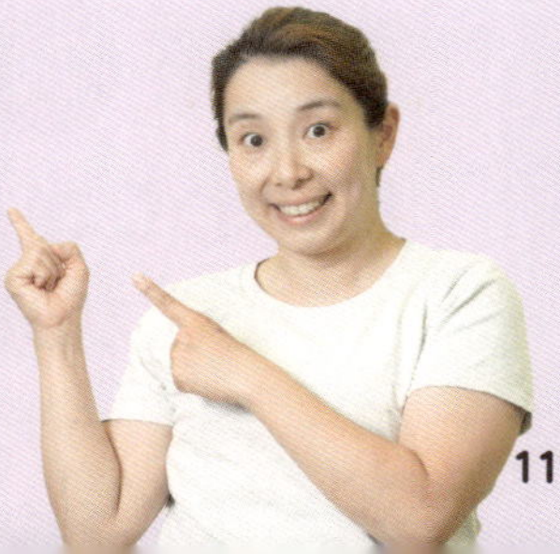

49 | 顔面熱唱

顔面を大きく動かして、チューリップを1曲、歌ってみよう。声よりも顔のダイナミックな表情に意識を向けて

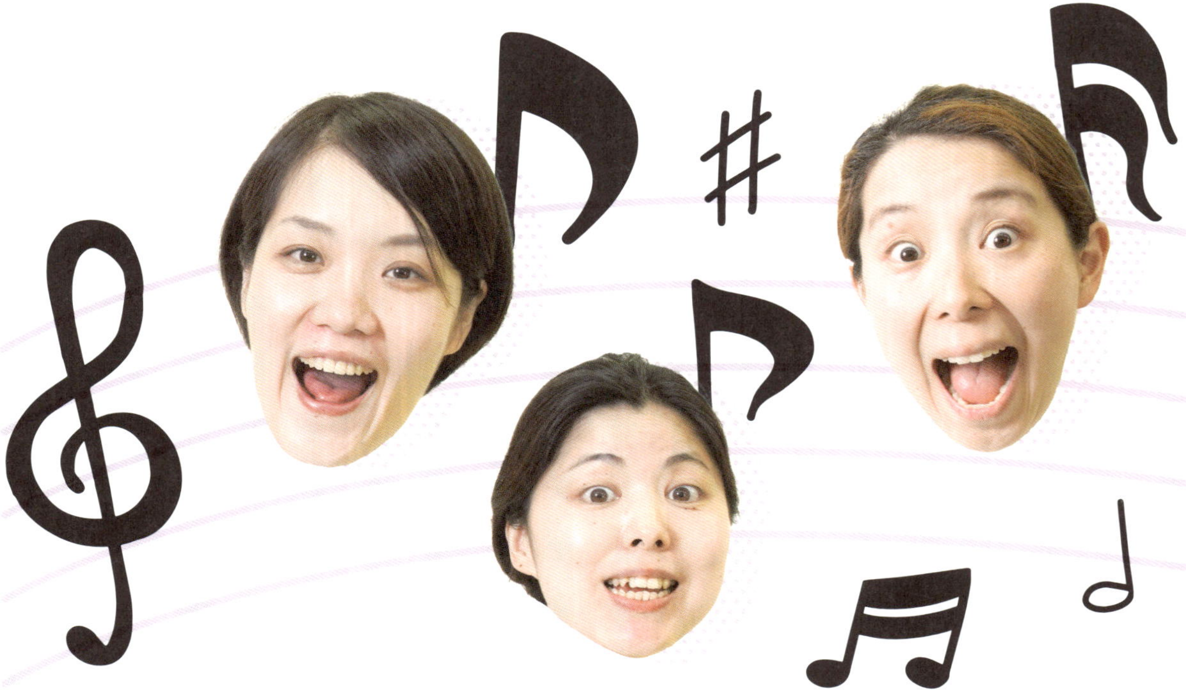

効果

顔まわりがすっきりする
表情が豊かになる

準備するもの

なし

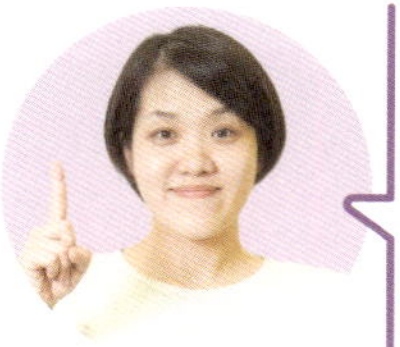

楽しむコツ

合唱コンクールに出場した気持ちで
やってみると、楽しくできるかも

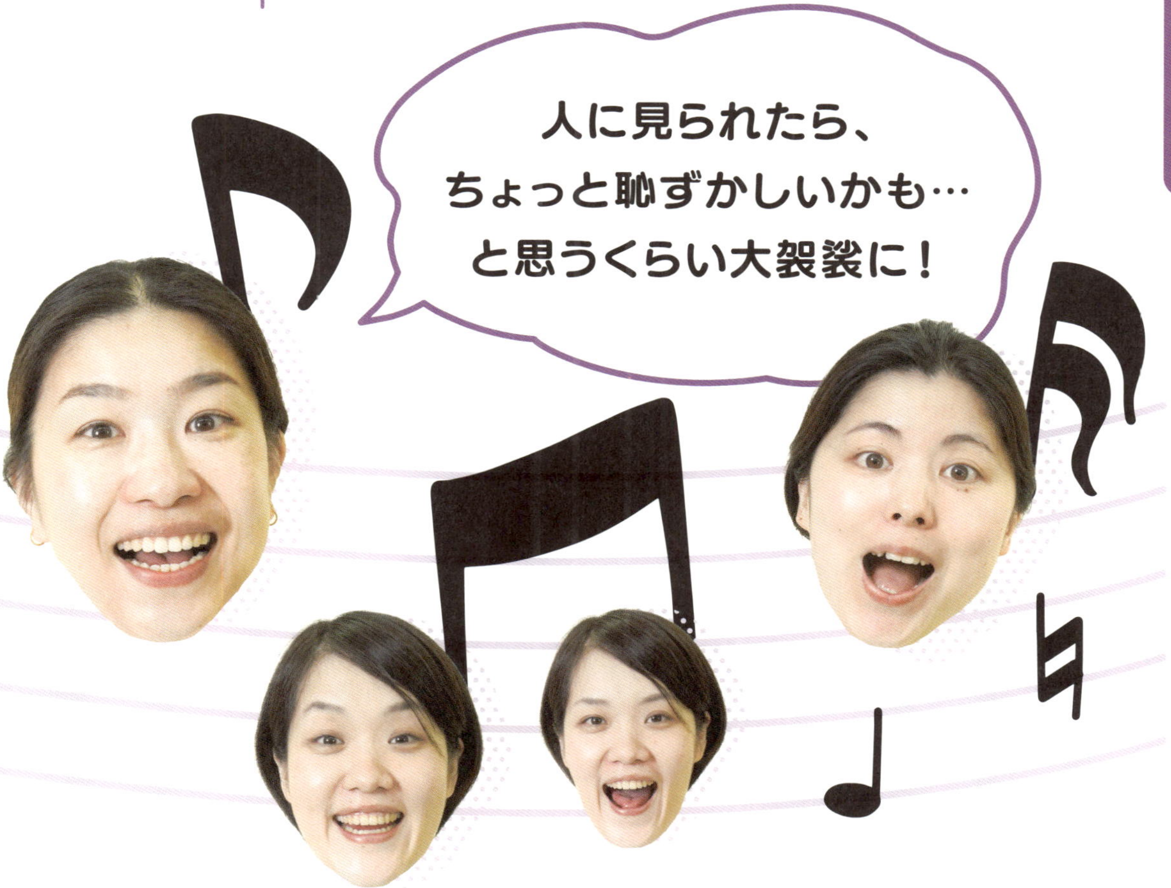
人に見られたら、
ちょっと恥ずかしいかも…
と思うくらい大袈裟に！

ポイント

おでこを上に上げる、目を大きく開く、口角を上げる、
口をとがらせる。この動きを特に強調して、歌ってみましょう。
顔全体の筋肉を使うことで小顔効果が期待できます。

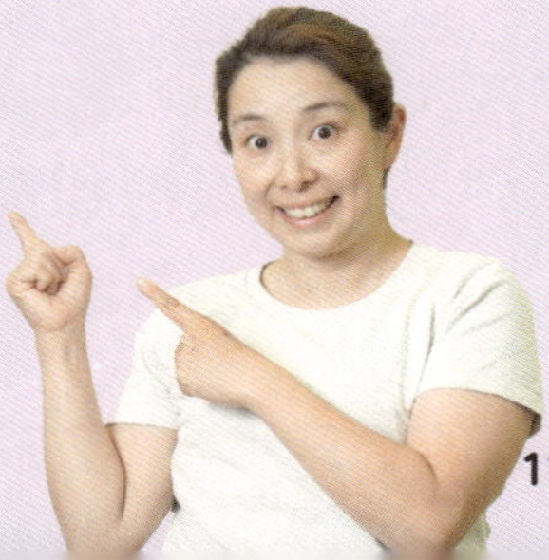

「えがお」をみがく

50 | 十一面観音ごっこ

十一面観音になりきっていろんな表情に挑戦しましょう 何種類の表情ができるかな？全てできたら菩薩の域！？

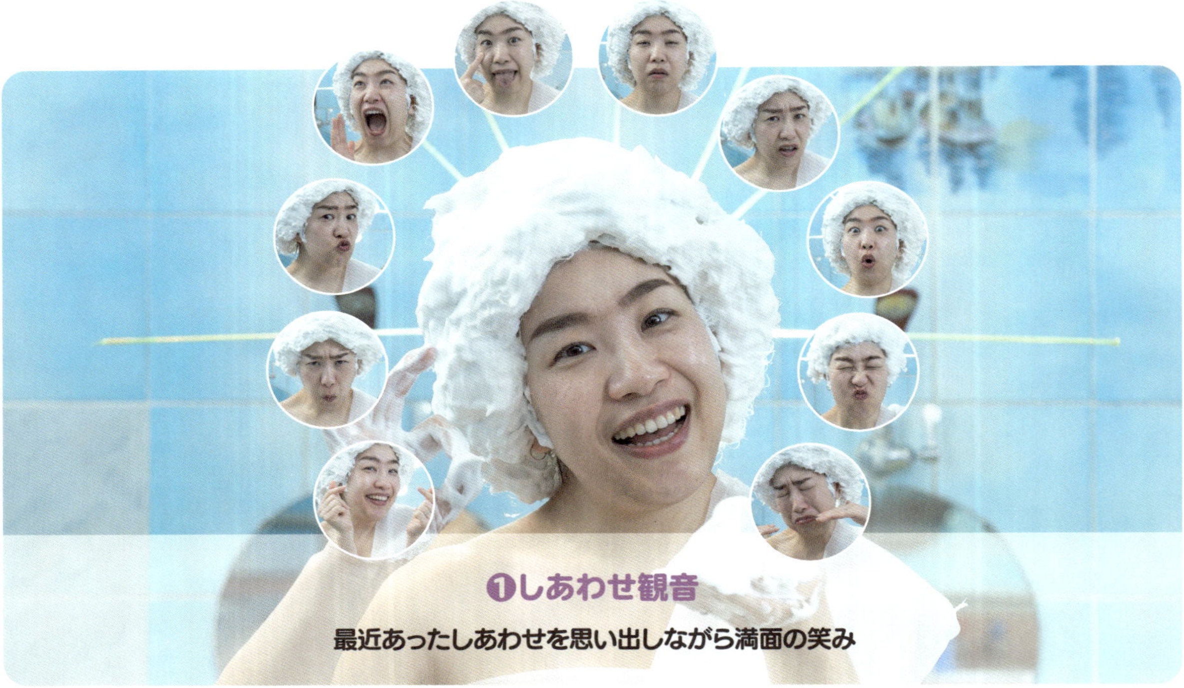

❶しあわせ観音

最近あったしあわせを思い出しながら満面の笑み

効果

表情が豊かになる
楽しむ心が刺激される

準備するもの

鏡

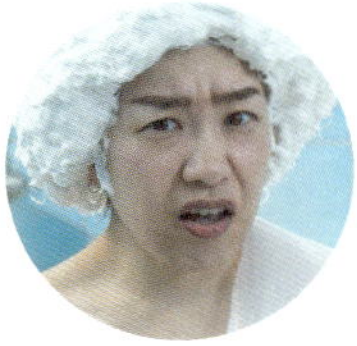

❷お怒り観音

眉間にしわを寄せて怒った顔

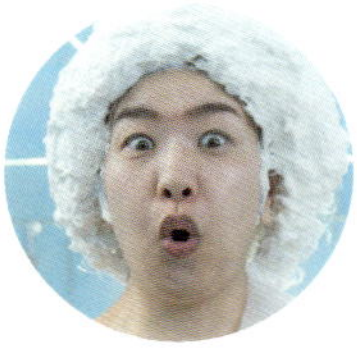

❸驚き観音

目を大きく開いて、額にしわを寄せましょう

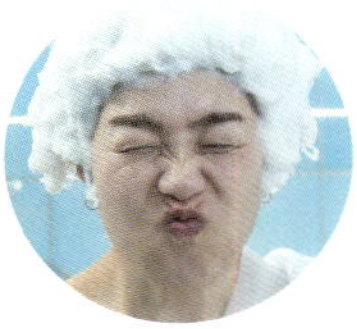

❹酸っぱい顔観音

目と口をギュッ！顔の要素を全部鼻に寄せるイメージで

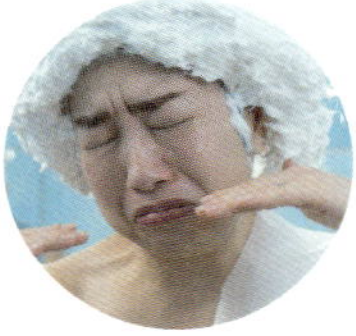

❺悲しみ観音

眉毛と目尻、口角を下げましょう

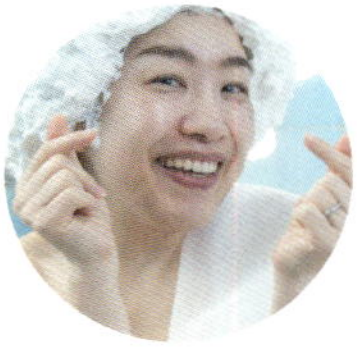

❻スマイル観音

口角を上げて「イー」の表情。目を細めるとよりGOOD

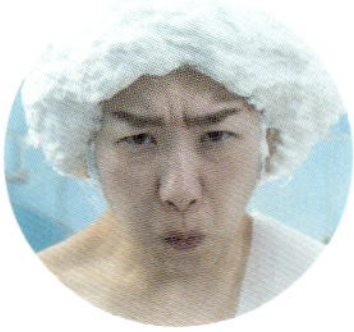

❼ご不満観音

頬に空気をためてぷっくりさせて、軽くあごを引きましょう

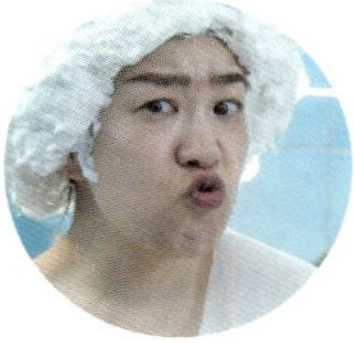

❽ひょっとこ観音

口をすぼめて左右どちらかに寄せます。目は大きく開いて

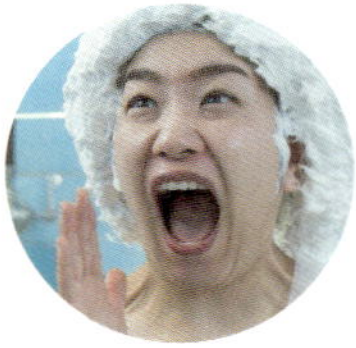

❾大声で叫ぶ観音

縦に口を大きく開けて、目線を上に向けましょう

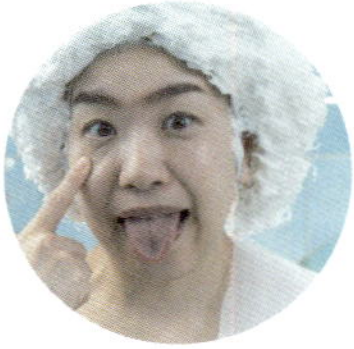

❿あっかんべー観音

全力で舌を前に出しましょう

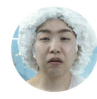

⓫無表情観音

顔全体の力を抜いて、ぼ～…。あえて無表情をしてみましょう

ポイント

顔全体の筋肉をいっぱい使う表情筋のトレーニング。表情が乏しいと、人とのコミュニケーションにも悪影響が出てしまいます。いろんな表情をすることは表情筋を鍛えられるだけでなく、表情が豊かになりいいことずくめ。恥じらいを捨てて演じ切りましょう。写真を撮っても、鏡を見ながらやっても楽しいですね。

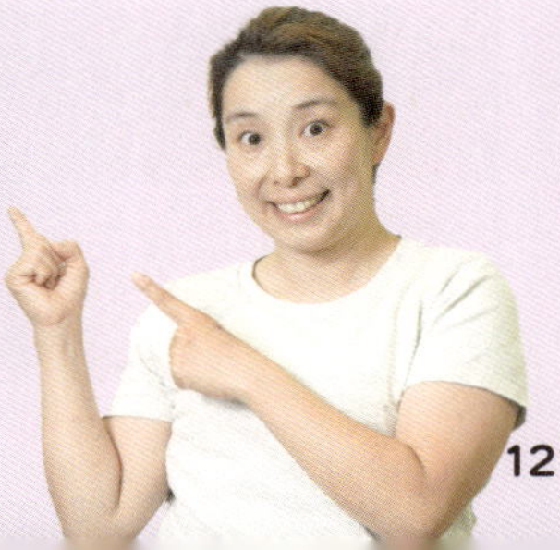

もっと楽しく使うために

毎日続けたい厳選6競技

すべての競技を試してみることはできましたか？
しっかりと口の機能を鍛えたい人は、この6つの競技を毎日行いましょう！
習慣化することで、しっかり力がついてきます。

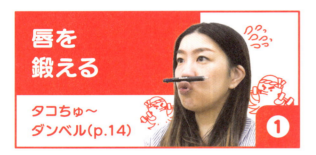

唇を鍛える

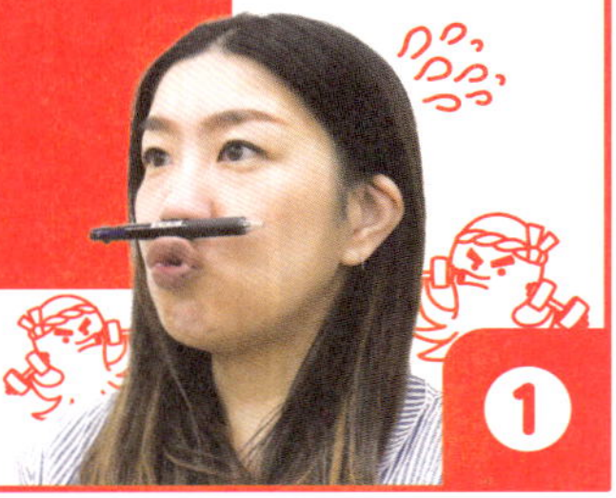

タコちゅ〜ダンベル(p.14)

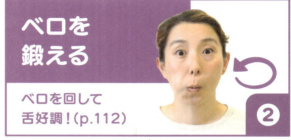

1

ベロを鍛える

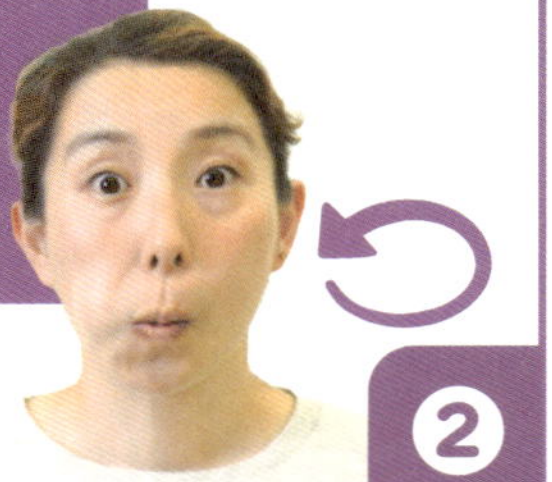

ベロを回して舌好調！(p.112)

2

声帯を鍛える

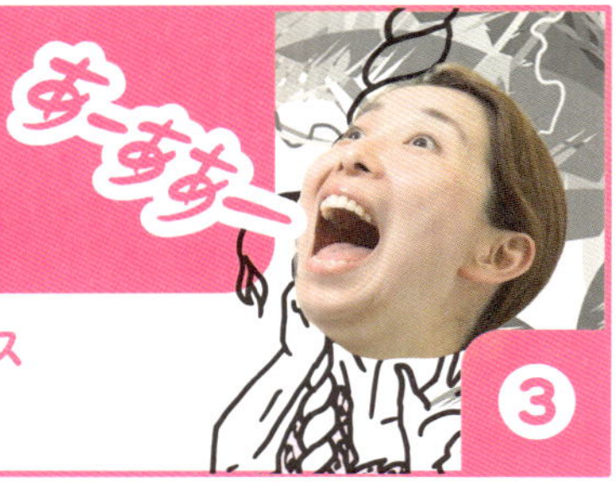

ターザンボイス(p.64)

3

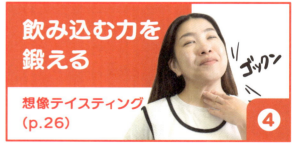

飲み込む力を鍛える

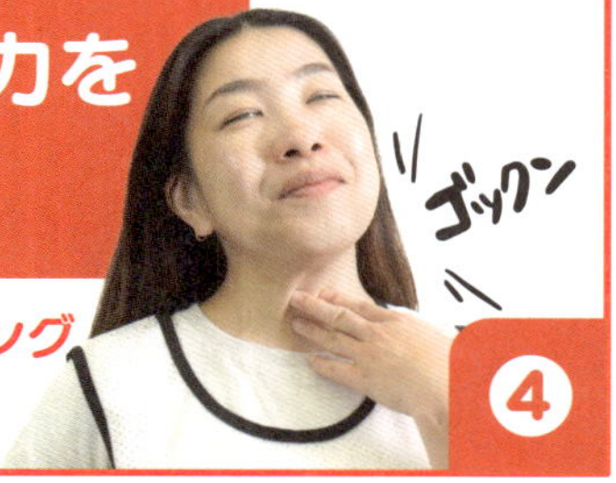

想像テイスティング(p.26)

4

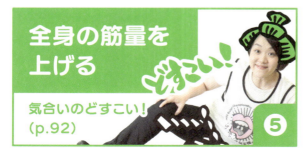

全身の筋量を上げる

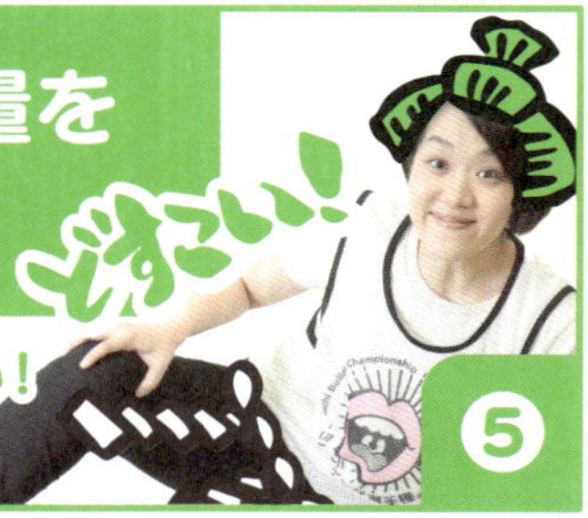

気合いのどすこい！(p.92)

5

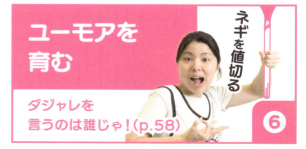

ユーモアを育む

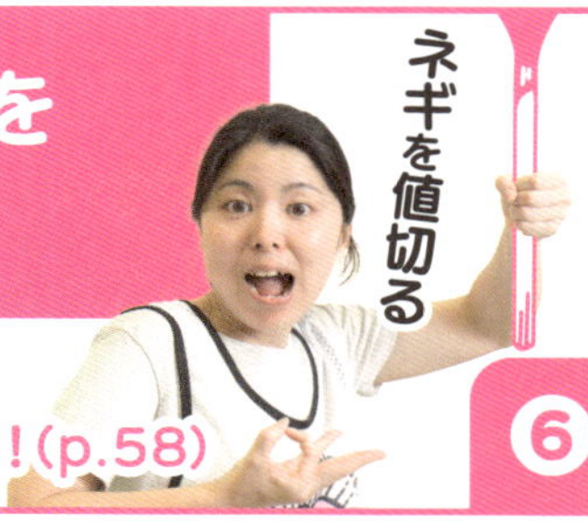

ダジャレを言うのは誰じゃ！(p.58)

6

チャレンジリスト

各競技の結果を記録して記録更新に挑戦しよう！

目標回数を決めて挑戦してみよう	
必殺、鎖骨まわし（p.86）	10回
魅せられて？（p.90）	10回
気合いのどすこい！（p.92）	10回
よっこいしょういち運動（p.88）	8回×2セット
ベロを回して舌好調！（p.112）	1周15秒

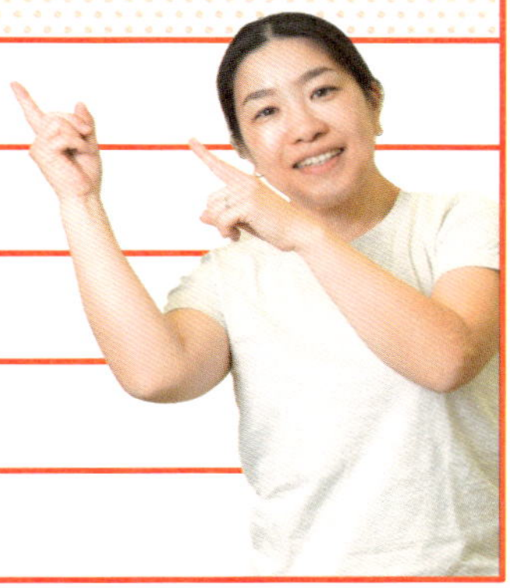

記録してみよう	1回目	2回目
想像テイスティング（p.26）	________回/30秒	________回/30秒
硬さチャレンジ（p.32）	_____は食べられた	_____は食べられた
飛ばシード（p.38）	______________m	______________m
黒ひげペロリ（p.12）	______________秒	______________秒
タコちゅ～ダンベル（p.14）	______________秒	______________秒
はずしマスク（p.18）	______________回	______________回
圧倒的吐く力（迫力）（p.82）	______________点	______________点
カメレオンキャッチ（p.84）	________枚/30秒	________枚/30秒

ちょこっと

くちビルディング選手権をご紹介

本書で紹介する50プログラムは、ルールに工夫を加えることで、友人や仲間と集まって楽しく一緒に取り組むことや、地域の健康づくり・介護予防の取り組みなどに活用することができます。その実践例が、私たちの活動「くちビルディング選手権®」です。ここでは、その中から山形県置賜地方、東京都文京区での活動をちょこっとご紹介します。あなたらしいプログラムの楽しみ方や活用のしかたを見つけてみてください。

みんなで楽しむ in 山形

2019～2021年に山形県高畠町にて、町の運営する高齢者の集いの場でくちビルディング選手権®を活用いただきました。一緒にプロジェクトを運営した地元の生活支援コーディネーターの皆さんから、「選手権のおかげで、マンネリ化していた活動に笑いの要素が加わり、雰囲気がガラッと変わった。集いの場の参加者とも距離が近くなり、コミュニケーションが取りやすくなった」など、嬉しい感想をいただいています。

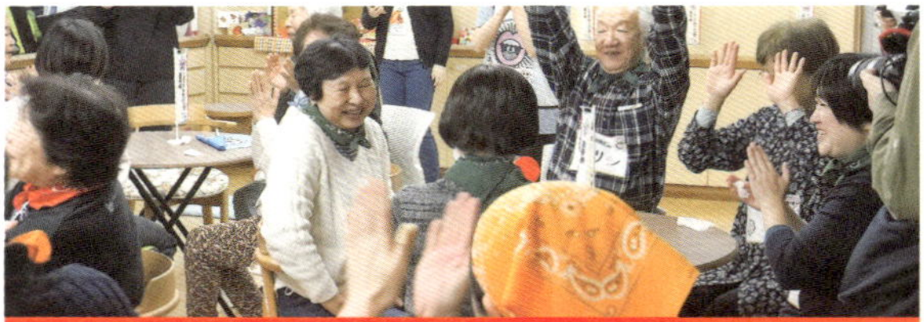

東京都文京区での開催

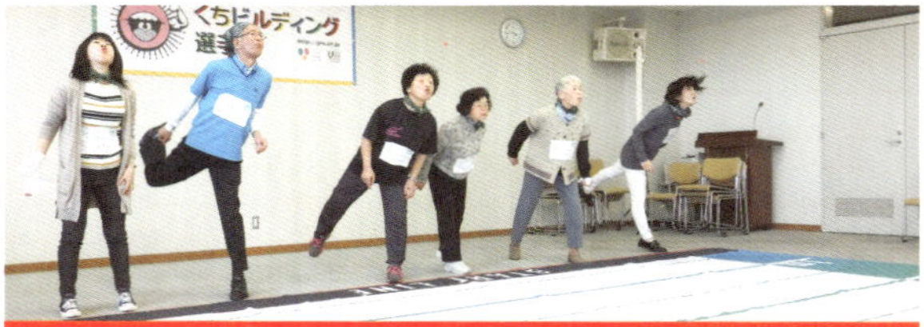

山形県米沢市での開催

くちビル流・場づくりのポイント ニックネームで呼び合おう！

くちビルディング選手権®の際には、必ずニックネームで呼び合い、そのニックネームがいつでも見えるように「ゼッケン」を胸につけるのがルールです。これによって「〇〇がんばれ！もう少し！！」と応援が飛び交ったり、会話のきっかけとなります。はじめましての方や、顔見知りだけどあまり話す機会がなかった方同士も、新しい人間関係が構築される第一歩となり、とても効果的です。

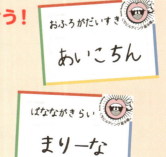

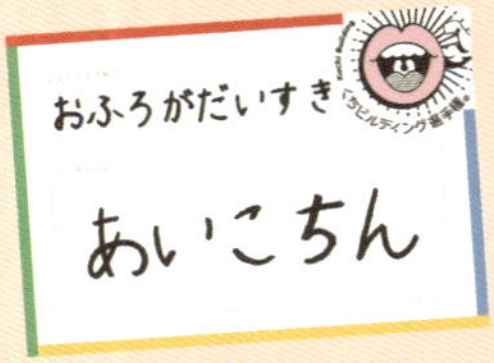

地域で楽しむ in 東京

東京都文京区では、2021年、区民へのオーラルフレイル予防の普及を目的に、区内の銭湯で「くちビルの湯」と題したプロモーション月間を2回実施しました。洗い場の鏡の横に、プログラムのやり方を掲示して、お風呂に入りながらプログラムをやってもらおうという企画です。第1月間は十一面観音ごっこを、第2月間は滑舌川柳などをPRしました。地域資源を活用した活動をしたい、地域の仕掛人になりたいと思っている方に参考にしていただけると思います。

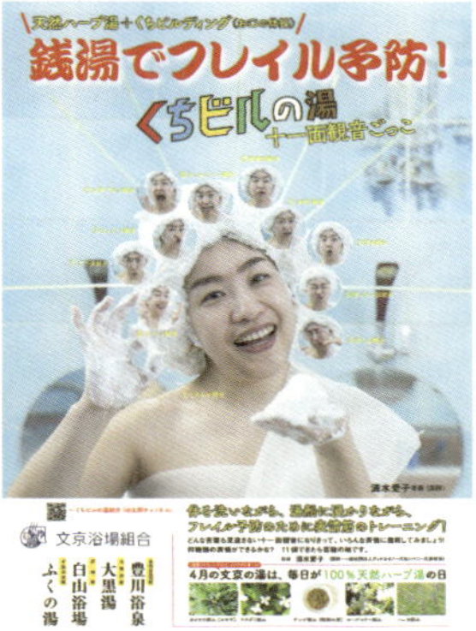

第1月間・
くちビルの湯のポスター
浴室で顔や頭を洗っている時に
つい取り組みたくなる
十一面観音ごっこ（p.120）を紹介。

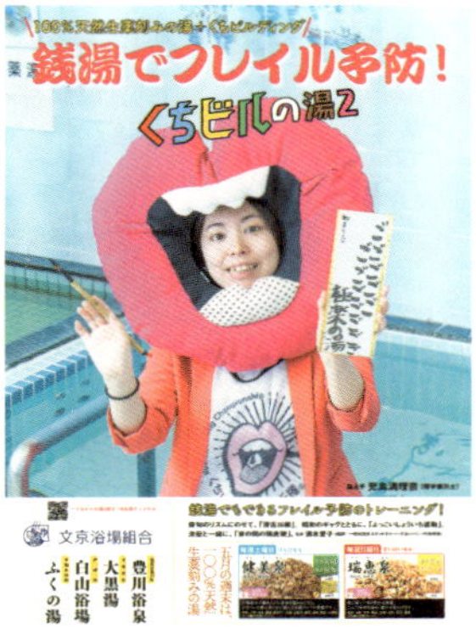

第2月間・
くちビルの湯のポスター
滑舌川柳（p.50）を応用して、
お風呂に入りながら
口にしたくなる俳句を紹介。

ご当地くちビル

全国の皆さんに、風邪ニモマケズ（p.70）を各地の方言で朗読してもらいYouTubeで公開した「ご当地くちビル」。大阪弁、博多弁、富山弁など、それぞれの地域性が見事に言葉で表現され、どれもがくすりと笑えてほっこりとさせられました。山形県高畠町では、複数の地区で自分たちの言葉で朗読してもらったのですが、小さな町の同じ方言でも、微妙に表現が違っていて、どれもおもしろい！仕上がりになりました。ぜひ、ご自分の地域でも挑戦いただき、YouTubeに公開している動画との比較をお楽しみください！

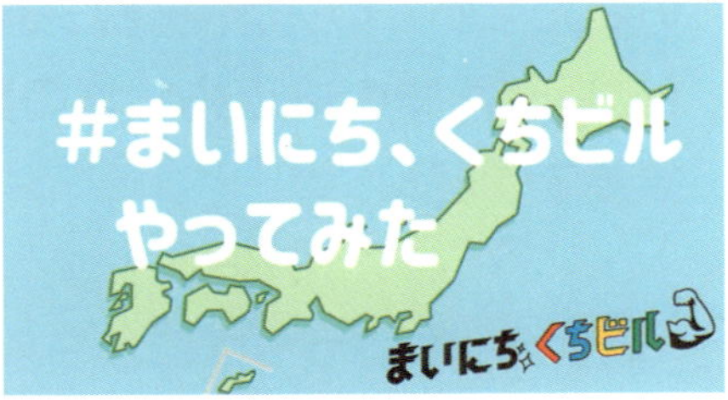

動画は下記URLもしくは、
左記QRコードからごらんいただけます。
https://www.youtube.com/watch?v=bCefjwtZsyE

「からだ」をととのえる42 くちビルドリルの答えはこちら

空欄を漢字で埋めよう（p.100）
①飛 ②滑舌 ③噛 ④味噌汁・咽
⑤我慢 ⑥嚥下・仲間

ひらがなの順番を並び替えよう（p.101）
①いれば ②にょうもれ ③ぴんぴんころり ④あるつはいまー
⑤ねっちゅうしょう ⑥そーしゃるでぃすたんす

あとがき

本書を手に取ってくださった皆さま、ありがとうございます！

「50プログラムの書籍化」というお声掛けをいただいてから、あっという間に数か月…いや1年が過ぎました。家庭や本業の合間を縫い、笑いあり、涙あり、そして眠気との戦いもありましたが、気づけばここまで走りきることができました。

本書の基となった「まいにち、くちビル」は、2020年のコロナ禍で生まれたアイデアです。本来なら全国をまわり、「くちビルディング選手権®」を広める予定でしたが、コロナの影響で計画はすべて中止に…。それでも、一人でも自宅でできるフレイル予防プログラムとして誕生したのが「まいにち、くちビル」でした。朝から晩までダジャレをひねり出し、笑いに貪欲に駆け抜けたあの日々が、こうして50プログラムにまで膨らむなんて！当時の私たちがこの光景を見たら、驚きすぎてあごが外れていたことでしょう（笑）。全国での選手権開催の夢が、こうして新しい形で実現したことに、感無量です。

「食べられるうちは口から食べたい」。この願いを応援し、楽しく続けられるトレーニングを目指して、私たちはプレイフルケア®を大切にしています。クスッと笑えるダジャレやユーモアに包まれたトレーニングこそ、続ける秘訣。ぜひ本書を開きながら、「今日もちょっとやってみようかな」と思っていただけたら嬉しいです。

栄養ドリンクを片手に深夜や早朝のミーティングを重ね、素晴らしい先生方からアドバイスをいただき、多くの方の支えを受けて完成したこの本が、皆さまに笑顔と元気を届ける一冊になりますように。

そして、制作にかかわってくださったすべての皆さまに、心より感謝申し上げます。編集の中村さん、宮部さん、デザイナーの三枝さん、イラストレーターの沼野さん、望月さん、住田さん、くちビルさんの生みの親の吉田裕美さん、五島先生、戸原先生、若林先生、認定トレーナーの皆さま、えっぴぃ・ゆきちゃんをはじめSVPの皆さま、応援してくれた清水家ファミリー、高橋家ファミリー、胃袋と事務所を支えてくれる鳥一の皆さま、そして何より、くちビルディングを愛し、応援してくださる皆さまへ。

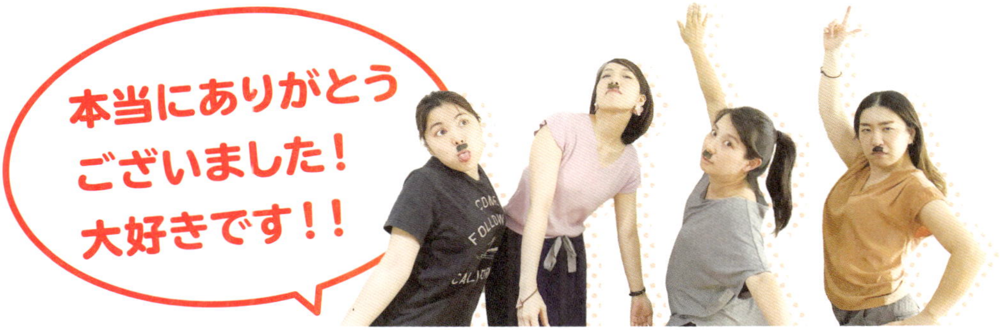

最後にどうぞお気に入りのページを見つけてください。そして、「また今日もちょっとやってみようかな」。それが、私たちの何よりの願いです。

グッドネイバーズカンパニー一同

staff

イラスト　沼野友紀、望月香那、住田桃子
デザイン　三枝俊輔
アートディレクション　吉田裕美
撮影・編集　グッドネイバーズカンパニー、宮部浩司
校正　くすのき舎

・本書は、『まいにち、くちビル』、『まいにち、くちビル～永久不滅版～』と新規のプログラムを合わせて構成・書籍化したものです。

おいしく食べようー笑涯！

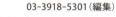

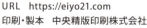

笑えるおくちの筋トレ

2025年3月3日 初版第1刷発行

著　者　清水愛子、グッドネイバーズカンパニー
発行者　香川明夫
発行所　女子栄養大学出版部
〒170-8481
東京都豊島区駒込3-24-3
電話　03-3918-5411（販売）
　　　03-3918-5301（編集）
URL　https://eiyo21.com
印刷・製本　中央精版印刷株式会社

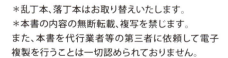

ISBN 978-4-7895-0929-9

著者

清水愛子（しみずあいこ・あいこちん）

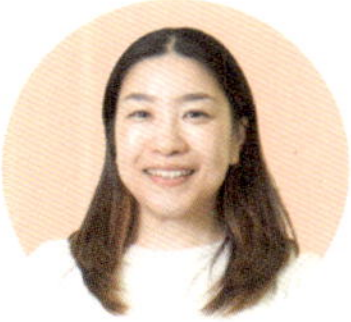

一般社団法人グッドネイバーズカンパニー（GNC）代表理事、医師。慶應義塾大学卒業後、博報堂勤務時代の2011年に経験した東日本大震災を機に地域医療に興味をもち、医学部に学士編入。現在は医師として勤務しながら、「プレイフルケア®」を合言葉に、正しくて楽しいケアのあり方を仲間とともに探求している。

菊川彩里（きくかわあやり・ニヤリ）

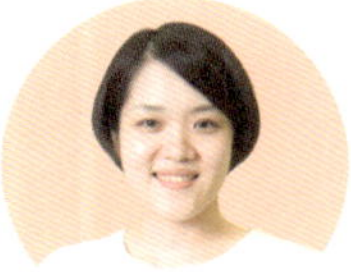

看護師。大学卒業後に看護学校へ進学。大学病院や離島の病院での勤務を経て、訪問看護師として勤務。学生時代にNPO法人カタリバで経験した地域に参加する楽しさや、食支援への関心から、2018年よりGNCに参画し、コミュニティ運営やコンテンツ制作を担当。

児島満理奈（こじままりな・まりーな）

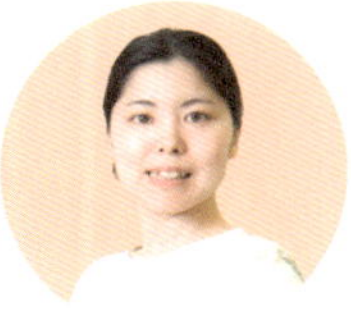

理学療法士。2012年理学療法士免許を取得し、病院や地域でリハ職として従事。災害支援の経験から地域医療に興味を持ち、2016年よりGNCに参画。これまで自治体や企業との協働事業などを多数担当。

高橋絵美（たかはしえみ・えーみー）

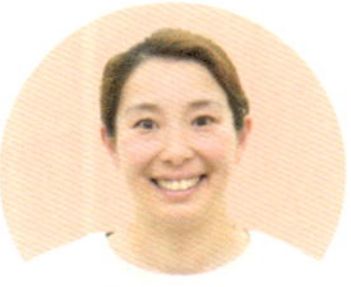

言語聴覚士。国立障害者リハビリテーションセンター学院卒。大学では表現教育を専攻し、コミュニケーションについて学ぶ。急性期～回復期病院を経て、現在は訪問看護事業所に勤務。「楽しいリハビリ」をテーマにサービス提供を行っている。2018年よりGNCに参画し、研修プログラム運営やコンテンツ制作を担当。

アドバイザー

五島朋幸（ごとうともゆき）　新宿食支援研究会 代表
戸原玄（とはらはるか）　東京科学大学 教授
若林秀隆（わかばやしひでたか）　東京女子医科大学 教授